DE LA

PÉRITYPHLITE

ET DE

SON TRAITEMENT

PAR

Le Dr Joseph PRAVAZ

EX-INTERNE DES HÔPITAUX DE LYON
EX-AIDE D'ANATOMIE A LA FACULTÉ DE MÉDECINE

LYON
TYPOGRAPHIE ET LITHOGRAPHIE J. GALLET
2, rue de la Poulaillerie, 2.

1888

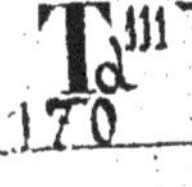

DE LA

PÉRITYPHLITE

ET DE

SON TRAITEMENT

DE LA

PÉRITYPHLITE

ET DE

SON TRAITEMENT

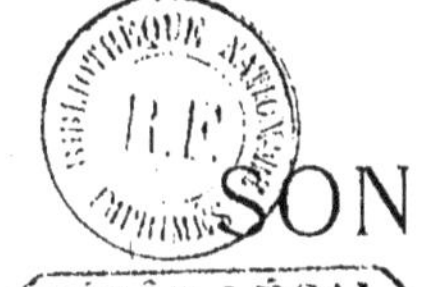

PAR

Le Dr Joseph PRAVAZ

EX-INTERNE DES HÔPITAUX DE LYON

EX-AIDE D'ANATOMIE A LA FACULTÉ DE MÉDECINE

LYON

TYPOGRAPHIE ET LITHOGRAPHIE J. GALLET

2, rue de la Poulaillerie, 2.

1888

DE LA

PÉRITYPHLITE

ET DE

SON TRAITEMENT

CHAPITRE PREMIER

Définition et Historique

Le terme de *Pérityphlite* employé par Albers (1) et par Burne est attribué à Puchelt (2) qui l'inventa comme corollaire du mot, nouveau aussi, de *Typhlite*. Avant eux cependant, si la maladie n'avait pas reçu de dénomination spéciale, son existence avait déjà été signalée, et on peut trouver, au siècle dernier, dans les écrits de Bourienne (3)

(1) Albers. *Beobachtungen auf dem Gebiete der Pathologie und pathologischen anatomie*, 1838.

(2) Puchelt. *Klinische Annalen*, 1836.

(3) Bourienne. *Journal de Médecine*, 1775, tome XLIII.

par exemple, la relation de cas non douteux de pérityphlite (1).

Mais l'affection n'avait pas une place à part, elle était insuffisamment connue, mal délimitée, et reléguée confusément dans la grande classe des « phlegmons de la fosse iliaque. »

On ne peut d'ailleurs s'en étonner quand on pense que la typhlite n'existait pas comme entité morbide et que longtemps après un clinicien comme Grisolle refusait de la considérer comme affection réellement distincte. « Il n'est pas, dit-il dédaigneusement, jusqu'à l'inflammation du cœcum qu'on n'ait désignée par un mot spécial, celui de typhlite (2). »

Au début la pérityphlite fut considérée comme une des formes de la typhlite ; elle formait la 4e dans la division d'Albers. Cette manière de voir fut adoptée longtemps en Allemagne, elle fut acceptée par Merling (3) et encore, de longues années après, par Meding de Meissen, 1842.

En France, Ménière (4), dans son mémoire sur les abcès de la fosse iliaque, publia quelques cas de pérityphlite, mais sans établir bien nettement la relation qui existe entre le phlegmon péricœcal et le cœcum lui-même, relation que n'entrevirent pas davantage Husson et Dance.(5) Puis Grisolle (6) fit paraître son remarquable travail sur « *les*

(1) Tout porte à croire que Cromwell mourut d'une pérityphlite. Le fameux grain de sable qui, au dire de Bossuet, bouleversa la face du monde, n'était autre qu'un pépin de fruit logé dans l'appendice.

(2) Grisolle. *Pathologie interne*, t. I, 8e édition.

(3) Merling. Traduit dans le journal l'*Expérience*, 1838.

(4) *Arch. gén. de Méd.*, 1828.

(5) Grisolle, id. 1839.

(6) Husson et Dance. *Répertoire de Breschet*, 1829.

tumeurs phlegmoneuse de la fosse iliaque » dans lequel on peut trouver l'histoire toute entière de la pérityphlite, sans qu'elle soit nommée une seule fois et sans que ses liens avec le cœcum ou son appendice soient davantage indiqués.

En 1854 et en 1859 parurent les recherches de Leudet (1) sur les perforations de l'appendice, qui jetèrent un peu de lumière sur l'étiologie de l'affection, puis, en 1857, elle fut mieux étudiée encore dans l'excellent traité d'Habersohn (2).

Un peu plus tard, en Allemagne, Bamberger (1864) (3) et en Angleterre, Bartholow (1866) (4), entreprirent l'histoire complète de la pérityphlite.

En France, le Compendium de Monneret lui consacre quelques lignes. Il en fut de même des livres classiques, dont quelques-uns ne font à peine que le citer.

Dans les dictionnaires de médecine, c'est surtout comme suite aux perforations qu'elle est envisagée, et encore bien imparfaitement.

Le premier ouvrage vraiment sérieux sur la question est la thèse inaugurale du Dr Blatin (5) où la pérityphlite est étudiée concuremment avec la typhlite : les rapports réciproques des deux affections, leur étiologie y sont remarquablement exposés.

Quelques années plus tard parut un bon travail du

(1) Leudet. *Gazette hebdomadaire*, 1854 et 1859.

(2) Habersohn. *Observations on Diseases of the alimentary canal*, 1857.

(3) Bamberger. *Handbuch der speciellen pathologie und therapie*, 1864.

(4) Bartholow. *American Journal of the Medical Science*, 1866.

(5) Blatin. *Recherches sur la Typhlite et la Pérityphlite consécutives*. Thèse Paris, 1873.

Dr Barré (1), et en 1875 la thèse souvent citée du Dr Paulier (2).

Depuis quelques années aucun travail n'a paru, résumant les données que l'on possède actuellement sur la question. De nombreuses publications ont fait ressortir isolément l'influence de tel ou tel facteur sur la genèse de l'affection : la question de l'influence des corps étrangers surtout ; l'étude des perforations et de leur rôle dans le pérityphlite ont fait l'objet d'une foule de communications. Mais tout ceci, épars dans la littérature scientifique, est peu connu du plus grand nombre.

Le chapitre du traitement a été, entre tous, l'objet de recherches intéressantes : grâce aux progrès merveilleux de l'antisepsie, il a été complètement transformé et l'intervention dans la pérityphlite participe à l'intérêt qui s'attache actuellement au traitement des affections de l'abdomen.

Comme conséquence, le pronostic est tout autre qu'il n'était il y a quelques années et dans certaines formes de pérityphlite où l'on observait naguère encore 99 °/. de mortalité on ne note aujourd'hui que 15 à 20 °/₀ à peine.

Aussi bien, par suite de circonstances difficiles à expliquer, mais cependant indéniables, la pérityphlite est notablement moins fréquente en France que dans certains autres pays. Elle y est surtout infiniment moins grave. Rarement, en effet, l'on peut observer chez nous ces phlegmons péricœcaux, à début soudain et terrifiant dont

(1) Barré. *Essai sur la Typhlite.* Thèse Paris, 1873.

(2) Paulier. *Contribution à l'étude de la Typhlite et de la Pérityphlite.*

nous trouvons en si grande quantité les relations dans les journaux américains.

L'accord n'est pas fait partout sur ce que l'on doit entendre par le mot *pérityphlite*. Tandis que les uns le réservent à l'inflammation du tissu conjonctif situé entre le cœcum et le *fascia iliaca*, d'autres en désignent seulement l'inflammation du péritoine péricœcal.

C'est là notamment ce que font les auteurs allemands. Oppolzer (1), un des premiers, a insisté sur la distinction des deux inflammations et, comparant la phlegmasie des différents tissus qui avoisinent le cœcum et son appendice à celle du voisinage de l'utérus, il réserve à la seule péritonite péricœcale le mot de *pérityphlite* et donne au phlegmon du tissu cellulaire le nom de *paratyphlite*, comme on a d'autre part la *périmétrite* et la *paramétrite*.

Assurément cette distinction est rationnelle et il est parfaitement acceptable de désigner par deux termes différents deux affections différentes aussi, mais l'usage, en France du moins, n'a pas accepté cette division. On entend par pérityphlite à la fois l'inflammation du tissu cellulaire et celle de péritoine : l'acception du mot est tout à fait littérale; c'est « une phlegmasie qui entoure le cœcum ».

Tout en convenant donc de l'excellence de la distinction nous continuerons à nous conformer à l'usage, quitte à faire suivre d'un qualificatif l'énoncé d'une forme de la maladie. Nous étendrons même le champ ordinaire de la pérityphlite. M. Blatin définit la typhlite : une inflamma-

(1) Oppolzer. *Wiener Medic. Wochenschrifft*, 1863.

tion du tissu cellulaire péricœcal consécutive à la typhlite. Nous prendrons le mot dans son étendue étymologique et la pérityphlite sera pour nous l'inflammation de *tout ce qui entoure le cæcum ou son appendice.*

Monsieur le professeur Poncet, à qui nous devons l'idée de cette étude, a bien voulu nous aider de ses conseils et nous faire profiter de ses observations. Nous sommes heureux, en lui dédiant ce travail, de lui exprimer toute notre gratitude pour la constante bienveillance qu'il nous a témoignée pendant le cours de nos études, tant à l'hôpital, pendant notre internat, qu'à l'amphithéâtre de médecine opératoire.

Nous ne saurions trop remercier également nos amis, M. le Dr Brossard et M. Dor, interne des hôpitaux, de l'obligeance infatigable avec laquelle ils ont mis à notre service leur connaissance des langues étrangères. Nous leur en sommes vivement reconnaissant.

CHAPITRE II

Etiologie

Dans la plupart des cas, la pérityphlite est consécutive à une affection du cœcum ou de l'appendice vermiforme. Elle s'observe cependant comme affection indépendante sous l'influence du *froid* ou des *traumatismes*.

Elle se développe dans la *pyohémie*, dans le *typhus*, la *fièvre puerpérale* et la *phtisie pulmonaire*, ou résulte de l'extension de l'inflammation du péritoine, du muscle psoas ou de la *carie* des vertèbres ou des os pelviens.

Bien que la typhlite et la pérityphlite soient anatomiquement distinctes et que l'on puisse théoriquement admettre une inflammation limitée exclusivement aux parois de l'intestin ou aux seuls tissus qui l'environnent, on doit reconnaître que, en fait, la distinction n'est pas toujours aisée. C'est très exceptionnellement que la typhlite et la pérityphlite se produisent isolément : la clinique et l'anatomie pathologique en font foi.

Pour l'énumération des causes de la pérityphlite, nous les classerons, suivant l'usage ordinaire, en causes *prédisposantes* et *déterminantes*.

Les causes *prédisposantes* sont à peu de différence près celles de la typhlite : elles relèvent du sexe, de l'âge, du genre de vie, de la race et de certains états anatomiques, acquis ou non.

Sur le chapitre du *sexe* il est incontestable que les *hommes* paient à la pérityphlite un bien plus large tribut que les femmes. Le fait, depuis longtemps signalé, est appuyé par de nombreuses statistiques et partout la différence est considérable.

Ainsi, la statistique de Grisolle donne :

Sur un total de 56 cas, 40 hommes et 10 femmes.
De même Marchal de Calvi (1), sur 36 cas, a 32 h. et 4 f.

Bamberger,	— 73	—	54 h. — 19 f.
Hoffmann (2)	— 13	—	11 h. — 2 f.
Paulier	— 49	—	36 h. — 13 f.

Soit, en totalisant ces divers chiffres, sur un total de 227 cas, 179 h. et 48 f. La proportion des hommes atteints de pérityphlite est donc plus de 4 fois supérieure à celle des femmes.

Nous-même, sur un total de 445 cas recueillis, nous avons trouvé le sexe mentionné 392 fois, se répartissant ainsi : hommes 295, femmes 97, ce qui donne presque exactement la proportion de 4 pour 1.

L'*âge*, non moins que le sexe, a une influence sur le développement de la pérityphlite.

Les 73 cas de Bamberger se répartissent de la façon suivante :

(1) Marchal du Calvi. *Annales de la chirurg, française* 1844.

(2) Hoffmann. *Beiträge zur Lehre von der Typhlitis*. *Gottingen*, 1872.

Au-dessous de 10 ans,	2
De 15 à 20 —	20
De 20 à 30 —	32
De 30 à 30 —	9
De 40 à 50 —	5
Au-delà de 50 —	5

M. Paulier donne les chiffres suivants :

Au-dessous de 10 ans,	1
De 10 à 20 —	11
De 20 à 30 —	20
De 30 à 40 —	5
De 40 à 50 —	5
Au-delà de 50 —	5

Sur 238 cas où l'âge était donné, nous avons trouvé :

Au-dessous de 5 ans,	9
De 5 à 10 —	19
De 10 à 20 —	92
De 20 à 30 —	60
De 30 à 40 —	26
De 40 à 50 —	20
De 50 à 60 —	10
Au-delà de 60 —	2

On voit par ces chiffres que le maximum de fréquence de notre affection se trouve entre 10 et 30 ans, et dans cette période encore plus spécialement entre l'âge de 10 et 20 ans.

C'est doncpendant toute l'adolescence et aux approches de l'âge mûr que la maladie se montre de préférence : il convient d'ajouter que c'est dans cette période de son existence que l'homme est le plus exposé aux causes dites déterminantes qui réclament une part spéciale dans l'étiologie.

La vieillesse en est exempte : à partir de 50 ans la maladie est très peu fréquente. et au-delà de 60 c'est une véritable rareté.

L'enfance y est peu exposée. Il y a quelques années encore, on admettait (Paulier, Blatin), que la pérityphlite chez l'enfant est une exception. On voit par les chiffres donnés plus haut qu'il n'en est pas tout à fait ainsi, puisque jusqu'à 10 ans les enfants formeraient près du 1/10 des cas.

Nous devons ajouter cependant que les statistiques autres que la nôtre donneraient une proportion beaucoup plus faible. Ainsi, sur 1030 pérityphlites, Matterstock (1) donne 72 cas d'enfants ainsi répartis :

Au-dessous de	5 ans,	12
De	5 à 10 —	25
De	10 à 15 —	35

ce qui réduirait la proportion de 1 sur 10 à 1 sur 25.

Quant à la fréquence comparée aux autres affections, elle est, toujours chez les enfants, véritablement exceptionnelle. Sur un total de 40487 admis à l'hôpital de Berne, à la clinique infantile, il n'y eut que 46 typhlites et pérityphlites, à peine 1 sur 900.

L'enfant (au-dessous de 10 ans) est cependant assez sujet à la *typhlite simple* : à la pérityphlite beaucoup moins. Chez lui, la typhlite passe assez généralement inaperçue, guérissant spontanément. Il n'en est pas de même de la pérityphlite, qui éprouve davantage le malade et qui attire forcément l'attention. Le cas le plus précoce que nous ayons vu signaler a trait à un enfant de 6 mois (2).

De même Balzer (3) a vu une perforation de l'appendice chez un enfant de 7 mois.

(1) Matterstock. *Hanbuch der Kinderkranheiten* 1880.

(2) Tordeus, de Bruxelles. *Gaz. hebd.*, 1885.

(3) Balzer. *Gaz. méd. de Paris*, 1879.

Il est plus difficile d'expliquer le peu de fréquence de la pérityphlite chez les vieillards où cependant, en raison de leur mastication imparfaite, la typhlite est assez commune: peut-être faut-il expliquer cela par la vitalité amoindrie de leurs tissus qui s'oppose à la propagation d'une inflammation voisine?

Quant à cette particularité que la pérityphlite sévit de préférence entre 15 et 30 ans, elle est en parfaite concordance avec cette autre remarque sur laquelle Sand notamment a insisté que la plupart des malades atteints de cette affection sont des sujets robustes et de vigoureuse constitution. C'est, en effet, en pleine santé que sont atteints nombre d'individus, brusquement, sans prodromes, à la suite d'un effort ou d'un écart de régime.

Un autre facteur important, dans l'étude que nous poursuivons, est certainement le genre de vie : les gens aux habitudes sédentaires sont les plus sujets aux phlegmasies pérityphlitiques. L'analogie à ce propos est grande avec la goutte dont l'étiologie lui est sur bien des points commune. Comme l'attaque de goutte, elle suit un repas copieux et est plus fréquente chez les gros mangeurs et les grands buveurs.

Il existe même entre les deux affections un lien plus intime : l'inflammation péricœcale est parfois un des points de localisation d'une attaque de goutte, et nous trouvons dans Graves (1) la mention d'un individu chez lequel chaque crise de pérityphlite était précédée d'un accès de goutte au pied.

Le tempérament a été mis en cause par quelques au-

(1) Graves. *Leçons cliniques.*

teurs. On a avancé que les strumeux avaient plus que les autres une prédisposition à la pérityphlite. Cette opinion est en contradiction avec le fait précédemment énoncé de l'état de santé généralement florissant des malades. Il vaudrait mieux dire, croyons-nous, que les strumeux atteints de pérityphlite bénéficient moins fréquemment que les sujets sains de la résolution possible.

Les diathèses, les maladies générales ont une influence autrement évidente. Les *tuberculeux*, par exemple, les *typhiques*, exposés à des ulcérations cœcales, sont sous la menace continuelle d'une pérityphlite soit par inflammation de voisinage, soit plus fréquemment par perforation. Nous y reviendrons plus loin.

La pérityphlite se voit aussi dans le *rhumatisme*, dans l'état *puerpéral*, la *pyohémie*; ces affections agissent alors soit médiatement: la phlegmasie étant le résultat de la localisation dans la région cœcale du principe nuisible; soit immédiatement comme dans la dothiénentérie en amenant une perte de substance. M. Bourgade de la Dardye (1), dans une thèse récente, a appelé l'attention sur la pérityphlite de cause rhumatismale; choisissant comme pierre de touche l'alternance des poussées articulaires et des poussées péricœcales, il a pu recueillir une dizaine d'observations concluantes. La 5e observation est surtout remarquable: il s'agit d'un homme de 40 ans ayant eu à maintes reprises des manifestations rhumatismales non douteuses: douleurs articulaires, éruptions polymorphes, etc. Un jour à une éruption succède une typhlite, avec pérityphlite, laquelle cède neuf jours après,

(1) Bourgade de la Dardye. *De la Typhlite rhumatismale*. Thèse Paris, 1883.

en même temps que l'éruption reparait accompagnée de douleurs poly-articulaires. Nous avons mentionné plus haut le cas de Graves sur une pérityphlite d'origine goutteuse. Nous devons à l'obligeance de M. le professeur J. Teissier deux observations de pérityphlite légère d'origine paludéenne. La connaissance de ces cas, de tout point comparables aux congestions pulmonaires de même nature, est intéressante à connaître et utile pour le diagnostic. Disons en passant que ces diverses manifestations diathésiques, n'entrainant que des troubles circulatoires, n'ont aucune gravité pronostique et guérissent toujours.

Quant aux *saisons* que quelques-uns ont cru jouer un rôle appréciable dans le développement de la maladie, il nous a été impossible, malgré le grand nombre d'observations recueillies, de trouver pour l'une d'elles une influence véritable ; tout au plus trouverait-on dans les mois d'automne une légère différence ; les affections de l'abdomen, plus fréquentes à ce moment de l'année qu'en aucun autre, rendent amplement compte de cette faible augmentation de fréquence.

On a incriminé pour les femmes l'usage de corsets trop serrés, mais sans grandes raisons, croyons-nous (Meigs). De même certaines professions, comme celles de peintre, de broyeur de couleurs, avaient été autrefois considérées (1) comme conférant une prédisposition. L'expérience n'a pas confirmé cette manière de voir.

Certaines habitudes spéciales paraissent avoir une influence plus réelle. C'est ainsi que M. Blatin (2) rejette

(1) Menière. *Loco citato.*

(2) Blatin. Thèse citée.

sur certains usages locaux la fréquence marquée de la pérityphlite en Angleterre et en Amérique.

Par le fait des exercices violents (boxe, lawn-tennis, etc.), auxquels se livrent les habitants de ces pays, au sortir de leurs repas, les aliments non digérés parcourraient trop rapidement le canal digestif et viendraient remplir brusquement le cœcum. La brusque arrivée dans cet organe d'aliments imparfaitement digérés serait l'origine d'un grand nombre de typhlites.

Que penser de cette explication? Nous ne savons. Mais le fait de la fréquence marquée de pérityphlite chez le peuple dont nous venons de parler est incontestable. On peut s'en rendre compte en parcourant les revues anglaises, américaines et même allemandes; la pérityphlite revient à chaque instant devant les sociétés savantes et les statistiques se chiffrent par des nombres considérables de cas attestant combien est commune cette affection.

Faut-il donc admettre une influence ethnographique? On en est tenté quand on considère l'énorme disproportion qui existe entre le nombre de cas observés dans la race anglo-saxonne et la race latine, par exemple. Il est possible qu'une prédisposition aux affections du cœcum existe dans la race anglaise, comparable à celle qu'on lui a reconnue pour le développement des anévrysmes.

En tous cas, cette tendance, si elle existe, est certainement servie par le genre de vie adopté.

Certains troubles dans les fonctions digestives, comme la constipation, jouent sans contredit un rôle important dans la genèse de l'affection; le fait même est si ordinaire qu'Albers avait créé une *typhlite stercorale* et que depuis lui, sous un mot ou sous un autre, la chose a toujours été conservée.

Dupuytren considérait la constipation comme une cause suffisant à elle seule à produire la maladie. Munchmeyer (1) est d'un avis contraire, ainsi que Béhier (clinique de la Pitié, 1867) qui se fondait en cela sur ce fait « qu'on voit journellement des individus atteints d'une constipation opiniâtre avec accumulation considérable des résidus de la digestion et qui ne présentent pourtant aucun symptôme du côté de l'abdomen. »

Cette argumentation est plus spécieuse que solide, car de ce fait qu'une cause n'est pas constamment suivie d'effet, il ne s'ensuit pas nécessairement que cet effet ne puisse se produire.

Tous les auteurs s'accordent, au contraire, à reconnaître à la rétention fécale une influence prépondérante, et Biermer va jusqu'à affirmer« que l'ulcération de l'appendice repose sans exception sur elle. » L'action de matières volumineuses et durcies sur le cœcum est d'ailleurs facile à comprendre. Sans parler, en effet, des altérations dont elles peuvent être l'objet et de la production de principes irritants qui en serait la conséquence, on conçoit qu'accumulées en grande quantité elles peuvent, par simple action mécanique, amener des troubles de circulation dont l'inflammation est une conséquence naturelle. La constipation est de plus une cause ordinaire de perforation : par le morcellement qu'elle amène dans la masse fécale, elle rend facile la production de concrétions assez petites pour pénétrer dans l'appendice ; et, par la gêne

(1) Munchmeyer. *Deutsch Klinik*, 1860, p. 43.

qu'elle apporte à la circulation des parois de l'intestin elle rend possible la formation dans ces mêmes parois d'érosions ou d'eschares. A plus forte raison, la constipation est-elle dangereuse quand les matières accumulées coïncident avec un état anormal des parties, amené par une inflammation antérieure.

Au surplus ce n'est pas de la constipation ordinaire qu'il s'agit ici, de celle qui siège dans la partie inférieure du gros intestin. Cette dernière remonte généralement assez peu dans le colon. La constipation productrice de la pérityphlite a son siège et son origine dans le cœcum et dans le colon ascendant, comme on peut s'en rendre compte en palpant l'abdomen des personnes sujettes aux récidives de cette affection. C'est ce qui explique pourquoi les vieillards, quoique généralement constipés, sont rarement atteints. Cela rend compte aussi de la contradiction apparente qui existe entre ce double fait, que les femmes sont notablement moins sujettes à la maladie, tout en étant très communément constipées.

La raison de cet arrêt des matières n'apparaît pas clairement. Il est probable cependant qu'il est précédé d'un état catarrhal, qui relâche la tunique musculaire.

Quelques particularités anatomiques (primitives ou acquises) jouent un rôle évident. La longueur exagérée de l'appendice peut, on le conçoit, augmenter les chances d'une pérityphlite comme dans le cas où il avait 9 pouces de longueur (près de 30 centimètres). (1) De même les adhérences du cœcum aux parties voisines, les rapports anormaux de l'appendice, etc.

(1) Dr Musser. *Journal of the Amer. med. Associat.*, 1888.

L'autopsie encore récente d'un homme célèbre démontra, pour ce cas particulier, l'influence néfaste d'un rétrécissement intestinal.

Bamberger (1) regarde comme une prédisposition sérieuse la rigidité de la valvule iléo-cœcale et la déformation qu'elle présente par suite d'adhérences ou de brides cicatricielles.

La typhlite n'étant qu'une variété d'entérite, on doit penser que le *régime* a dans sa production une influence marquée. Tous les aliments indigestes, en général, peuvent occasionner une pérityphlite : les fruits peu mûrs et acides, les boissons fermentées. On a incriminé la farine d'avoine, qui serait une cause de concrétions. Mais la typhlite et la pérityphlite ne paraissent pas notablement moins fréquentes dans les pays où on mange du pain de froment, que dans ceux où la farine d'avoine fait le fond de l'alimentation.

Les *causes déterminantes* principales de la pérityphlite sont le traumatisme, le froid, les écarts de régime, les corps étrangers de toute espèce, les tumeurs et les inflammations de voisinage.

L'action du *traumatisme* est indéniable. Le traumatisme direct est rare. Pourtant on connaît plusieurs exemples de pérityphlite survenue à la suite d'un coup porté dans la région cœcale ; le fait ne peut paraître singulier quand on voit journellement des périmétrites et des pelvipéritonites succéder, chez les femmes, à des coups sur la région.

Un cas curieux de pérityphlite par ce genre de traumatisme est celui d'un facteur rural, chez lequel l'affection

(3) Bamberger. *Handbuch der speciellen pathologie*.

fut déterminée par la pression continuelle de sa boîte aux lettres. (1)

Le Dr Battersby a observé un cas de ce genre chez un enfant de six mois tombé de son berceau, et le Dr Symonds (2) a publié la relation d'un abcès pérityphlitique à la suite d'un coup de fourche reçu dans la fosse iliaque droite.

Le traumatisme indirect est également une cause très nette et assez fréquente. On le note de préférence chez les enfants et les adolescents. C'est un effort, un mouvement brusque qui déterminent le plus généralement la maladie. Chez l'un l'accident se produira pour avoir soulevé un fardeau, comme dans un fait cité par le Dr Fenwick (3), chez l'autre pour avoir fait des efforts de traction (4). Un troisième aura rejeté vivement le corps en arrière, étant sur le point de tomber (5). Ici l'effort est bien la cause directe véritable de la maladie, car celle-ci se déclare toujours soudainement quelques heures après.

La pathogénie de cette « pérityphlite par effort » est peu facile à expliquer. On peut voir dans l'effort seulement une cause excitante se manifestant chez les individus prédisposés par une affection antérieure du cœcum ou de l'appendice. Boyer, à ce propos, mentionne le cas d'un homme, qui, traînant un charriot, ressentit une douleur vive dans une tumeur existant depuis longtemps

(1) Pouzet. Th. Paris, 1869.

(2) Bull. *Perityphlitis. New-York Medic. Journal*, 1875.

(3) Fenwick. *Lancet*, 1884.

(4) Ball cite le cas d'un enfant chez lequel une pérityphlite survint peu après avoir « tiré sur une corde ». Grisolle cite un cas analogue.

(5) Balzer. *Gaz. médic. de Paris*, 1879.

dans la fosse iliaque droite et qui s'ouvrit ensuite pour donner issue à du pus. On peut y voir aussi la rupture d'adhérences déjà existantes. Mais peut-être est-il préférable de faire intervenir l'action d'un corps étranger. Si l'on suppose la présence dans le cœcum de particules fécales ou autres et la valvule de Bauhin suffisante, ce qui est la règle, le cœcum étant fixé par ses ligaments (1), ne peut glisser sous l'impulsion du diaphragme pendant l'effort : les matières qui y sont contenues ne pouvant alors rétrograder dans l'intestin grêle, sont fortement pressées contre les parois du cœcum ou projetées, suivant leur volume, dans la cavité de l'appendice. De là production possible d'éraillures dans les parois du cœcum et surtout présence d'un corps étranger dans l'appendice. C'est à la présence de ces corps étrangers que serait due, peu après, la pérityphlite.

Le traumatisme peut agir encore d'après un autre processus : ainsi, comme le phlegmon périnéphrétique, le phlegmon péricœcal peut être consécutif à l'exercice du cheval. Les pérityphlites par équitation ne sont pas très rares. Le premier cas ou Hancock (2) appliqua son traitement par l'incision précoce était survenu à la suite d'une course à cheval. Le Dr Parent (3) cite également l'histoire très curieuse d'un gendarme qui, se sentant mal à l'aise, le matin à son réveil, imagina pour se soulager, de faire à cheval une trentaine de kilomètres. On fut à son retour obligé de le descendre de son cheval, en proie aux douleurs atroces du début de la pérityphlite.

(1) Tuffier. *Bulletin Soc. anatomique*, 1886.
(2) Hancock. *London Medical Gazette*, 1848.
(3) Th. Parent. *De la Pérityphlite*. Thèse Montpellier, 1883.

L'exposition au *froid* constitue une cause efficiente de pérityphlite. C'est la cause la plus ordinaire des pérityphlites dites primitives (1) qui, amenées par une entérite souvent légère, se terminent par résolution ; elle peut produire aussi l'affection en réveillant la diathèse rhumatismale. Au surplus, l'impression du froid peut être générale ou locale. Dans une observation, les symptômes d'une pérityphlite qui arriva à suppuration survinrent trois heures après l'ingestion d'un verre d'eau fraîche. Dans un autre cas la maladie débuta peu après un bain froid (2).

Mais c'est surtout comme affection succédant aux lésions du cœcum et de l'appendice que l'étiologie de la pérityphlite présente le plus grand intérêt. Ces lésions peuvent exister d'ailleurs sans donner naissance à aucun symptôme qui attire l'attention du malade ou du médecin, jusqu'à ce que la pérityphlite soit développée ; et ceci, soit comme le fait remarquer M. Blatin (critiqué en cela par Paulier), parce que la typhlite, plus fréquente qu'on ne le croit généralement, est souvent méconnue, soit quand il s'agit de l'appendice, pour les raisons que nous exposerons plus loin.

Il y a grand intérêt pour le médecin à connaître le rôle de pareils éléments dans cette affection, et il y a lieu de s'étonner que le lien qui unit ces lésions à l'appendice ait été si longtemps méconnu. « Cette transmission, disait Grisolle, en parlant des phlegmasies intestinales, sur les tissus voisins, me semble excessivement rare, et la science

(1) Bucquoy. *Union médicale*, 1883. — Dautel. *Pérityphlite primitive*. Th. Paris, 1883.

(2) Wipham. *Trans. of pathol. Soc. of London*, 1879.

possède fort peu d'exemples, je crois, dans lesquels on ait vu l'inflammation de la conjonctive, de la pituitaire ou de la muqueuse buccale se transmettre au tissu cellulaire subjacent en y déterminant un abcès. »

Il faudrait pour passer en revue toutes les causes déterminantes de la pérityphlite (par typhlite préalable), citer toutes les causes de l'entérite. Les plus ordinaires sont, avec la constipation, les *écarts* dans le régime et l'usage intempestif des *purgatifs*. Nous avons déjà dit quelques mots de la constipation et de son rôle prédisposant. Le mécanisme suivant lequel elle amène des troubles dans l'intestin et indirectement par là dans les couches péricœcales, sera exposé plus loin.

L'usage immodéré des purgatifs dans la typhlite aggrave dans un grand nombre de cas la maladie primitive, et par suite favorise le développement de l'affection consécutive, la pérityphlite. Déjà Marchal de Calvi avait cité la coïncidence du début de la pérityphlite avec l'administration d'un drastique. Le Dr Bull également a eu l'occasion fréquente de constater le même fait et la plupart des écrivains sur ce sujet s'élèvent contre l'emploi de cette médication.

Mais c'est dans un écart de régime qu'il faut surtout, croyons-nous, chercher la cause déterminante des pérityphlites par entérite. Le nombre est particulièrement considérable des pérityphlites dues à un excès de table. Tel individu, bien portant, absorbe dans un accès de gloutonnerie des quantités insolites de jambon, de choucroute ou de bière, et le lendemain, le soir, quelques heures après seulement, il ressent dans la fosse iliaque, ou mieux, dans la région inguinale (car souvent c'est là que se localisent les douleurs), une souffrance aiguë, qui arrache des cris aux plus courageux. Il n'est pas besoin même que les aliments soient indigestes, il suffit qu'ils soient pris en trop grande quantité : et nous nous rappelons avoir entendu plusieurs fois un de nos maîtres citer la fréquence de la pérityphlite chez les maçons, dont l'alimentation par des « soupes » abondantes, autant qu'épaisses, est proverbiale. M. Hardy (1) cite le cas d'un enfant qui fut atteint après un repas composé exclusivement de thon mariné.

M. Lécorché (2) cite une pérityphlite à la suite de l'ingestion d'une grande quantité de porc aux choux, une autre de noisettes, une troisième de champignons.

M. Vulpian (3) rapporte une pérityphlite par grande quantité d'eau pure, et M. Bouchut (4) après un simple verre d'eau froide.

M. Clark (5), médecin du collège d'Eton en Angleterre, racontait qu'il avait chaque année l'occasion de traiter de nombreux cas de pérityphlites, chez les élèves : il attribuait ce fait à l'habitude prise par les jeunes gens, de manger de grandes quantités d'oranges peu mûres.

Enfin, dans la thèse de M. de Campos (6), sur 6 cas de pérityphlite, 4 ont eu pour cause la gloutonnerie, par grandes quantités de viande de porc et de bœuf. C'est là, du reste, le grand facteur de cette maladie chez les Allemands.

(1) Hardy. Cliniques.
(2) Lécorché. *Etudes médicales*, 1881.
(3) Vulpian. *Cliniques de la Charité.*
(4) Bouchut. *Dictionnaire pratique de Méd. et de Chirurgie.*
(5) *Clark. Medical Times*, 1871.
(6) De Campos-Freire. *Uber Perityphlitis, Wurtsbürg*, 1882.

Ajoutons à côté des excès de table un groupe de causes qui relèvent du traumatisme, ce sont les *excès de fatigue*. Le docteur Barré, dans sa thèse, rapporte le cas d'un homme qui fut atteint de pérityphlite après une très longue marche : il était venu de Lille à Paris à pied.

Enfin, les causes de beaucoup les plus fréquentes de pérityphlites sont les *corps étrangers*. Ceux-ci sont très nombreux : ils sont très souvent éliminés par les abcès ou trouvés à l'examen post mortem.

Ils sont de deux sortes :

Corps étrangers venus du dehors.

Corps étrangers formés à l'intérieur.

La première catégorie, très nombreuse, est formée de tous les corps introduits dans le tube digestif, accidentellement ou non ; elle renferme en quantité des matières animales ou végétales, toutes les particules dures et résistantes que ne peuvent entamer les sécrétions digestives.

Leur diversité est extrême : pépins de fruits (1), noyaux de cerises (2) ou de prunes, débris d'écorces, fragments d'os, arêtes, grains de blé (3) ou autres, grains de sable, grains de plomb (4), aiguilles (5), dents et jusqu'à des cheveux (6).

A ce sujet, M. Barthez incrimine avec raison, suivant nous, l'habitude qu'ont les cuisinières et bouchers, de

(1) Barthez. *Soc. méd. hôp.*, juin 1863.
(2) Merling. Noy. cerises.
(3) Stülzle. *Schmit's Jahebücher*, 1885.
(4) Behier. *Th. Bletin*, p. 20.
(5) Mestivier, cité par Mélier. Grosse épingle. Wipham aiguille, *Clin. Soc. of London*, 1879. Id. Broca, *Soc. anat.*, 1849.
(6) Hagen. *Erlangen dissertation*, 1885.

diviser les viandes à l'aide de haches, instruments qui *brisent* et produisent des esquilles en grande quantité.

Les corps étrangers sont d'ailleurs de volume très différents et de formes très variées. Bartholow en cite de la grosseur d'un œuf de pigeon et même de poule (?). Il y a peu de temps encore, M. Goldschmidt (1), en rapportant l'histoire d'une pérityphlite, donnait des dimensions de près de 3 centimètres de longueur sur 5 d'épaisseur.

Ces corps étrangers agissent de deux façons : tantôt, assez volumineux par eux-mêmes, ils agissent directement, et, dans ces cas, ils perforent par dilacération directe ou par ulcération suivant que leurs formes sont plus ou mois aiguës et tranchantes ; tantôt, étant au début de trop faible volume, ils servent de noyaux à des concrétions plus grosses, calculs qui peu à peu s'accroissent et agissent dans la suite comme les précédents.

Les *corps formés à l'intérieur* sont de beaucoup les plus ordinaires (2) ; ils comprennent les calculs du foie, de l'intestin, les matières fécales, (boulettes durcies) et les vers intestinaux.

Les calculs hépatiques peuvent évidemment devenir à un moment donné corps étrangers de l'intestin. Cependant ils n'ont été que tout à fait exceptionnellement trouvés dans l'affection qui nous occupe. Nous n'en connaissons qu'un seul cas : un calcul formé de cholestérine pure trouvée par J. Copland (3).

Ces calculs sont de grosseur variable : ils vont du vo-

(1) Goldschmidt. *Revue de médecine*, 1886.

(2) Fitz. *Perforating inflam. of the appendix vermiformis*, 1886.

(3) J. Copland. *Appendice à la traduction de la Physiologie de Richerand, 1829.*

lume d'un noyau de cerise à celui d'une fève, et comme consistance de la consistance caséeuse à la dureté de la pierre. A l'état sec, les concrétions ont, en général, la structure d'un calcul urinaire, formé de carbonate et de phosphate de chaux ou de magnésie (1), disposé en couches concentriques autour d'un noyau qui est quelquefois d'origine fécale, d'autres fois un corps étranger.

Ces divers calculs ont trois modes de formation possibles.

Tantôt ce sont des matières stercorales qui ont pénétré dans l'appendice à l'état liquide ou semi-liquide, et dont la concentration s'est faite peu à peu.

Tantôt ce sont des concrétions stercorales formées plus haut dans l'intestin par le même procédé, et qui pénètrent par force dans l'appendice ou sont retenues dans le cœcum par les matières accumulées.

Quoi qu'il en soit, ces concrétions, une fois formées par résorption des liquides qui les imprégnaient, sont converties en calculs par la précipitation et la fixation des sels provenant des sécrétions de la muqueuse.

D'autres fois enfin, les calculs se forment directement dans l'appendice, quand ce dernier a été chroniquement enflammé ; le mucus secrété en grande quantité se condense, se dessèche, et les cristaux qui sont le résultat de ce travail deviennent l'origine du corps qui, par la suite, s'accroîtra comme les précédents. C'est l'opinion de Favre (1) et de Berwinkle, qui pensent que les calculs sont les produits des sécrétions épaissies des follicules. Enfin, Bamberger

(3) Volz. *Arch. gén. de méd.* 4e série, t. IV.

(1) Favre. Thèse Paris, 1851. *Histoire des perforations spontanées de l'appendice.*

est d'avis que les adhérences favorisent leur production en rendant facile l'entrée des matières fécales et des concrétions dans l'appendice et en s'opposant à leur sortie.

Au reste, quoique capables de donner lieu à la pérityphlite par leur présence dans le cœcum seulement, les corps étrangers sont surtout nuisibles quand ils siègent dans l'appendice. Dans le cœcum, en effet, le courant des matières les déplace et le plus généralement les expulse tandis que dans l'appendice tout concourt à les y retenir, rien à les en chasser.

On peut ranger dans la catégorie des corps étrangers formés à l'intérieur, les *lombrics* dont la présence a, dans plusieurs cas, produit des pérityphlites. C'est ainsi que M. Becquerel (1) a donné l'observation d'ascarides tombés dans le péritoine après perforation de l'appendice. On trouve également deux cas analogues dont un chez un enfant de 3 ans, dans la *Gazette médicale de Paris de* 1856 (2).

Les corps étrangers, avons-nous dit, sont les causes les plus ordinaires de la pérityphlite. Ils ne sont pas cependant toujours nuisibles et certains individus possèdent sur ce point une tolérance surprenante. Par exemple le Dr Lewis (*New-York Médical Journal* 1856) rapporte le cas d'un homme, grand chasseur, qui mourut de vieillesse à 88 ans sans avoir jamais éprouvé aucun symptôme du côté du cœcum, et à l'autopsie duquel on trouva dans l'appendice vermiculaire 122 grains de plomb.

(1) Becquerel. *Société anatomique*, 1841.
(2) Dr Favre. Thèse citée.

De même M. Jadelot trouva chez un typhique le cœcum plein de lombrics, sans qu'il se fût produit pendant la vie de symptômes particuliers.

Dans un cas, enfin, on trouva l'énorme quantité de 513 calculs formés de phosphate de chaux et de magnésie (1).

La fréquence relative des deux espèces de corps étrangers est assez difficile à déterminer.

M. Hagen (2) avance les proportions suivantes :

Corps étrangers vrais (vers, noyaux, os, etc.)	30,5 °/₀
Boulettes fécales..........................	69,5 °/₀

D'autre part, M. Fenwick (3), sur un total de 125 cas, a trouvé 55 fois des corps étrangers et sur ce nombre 14 fois seulement il y eut des boulettes fécales ; la proportion serait donc amplement renversée puisqu'elle donnerait :

Boulettes fécales...........	25 °/₀
Corps étrangers.............	75 °/₀

Enfin M. Fiz (4), sur 237 cas trouve les boulettes fécales 118 fois et les corps étrangers 30 fois, soit :

Boulettes fécales...........	75 °/₀
Corps étrangers.............	25 °/₀

C'est-à-dire exactement l'inverse de la statistique précédente et l'analogue de la première.

Ajoutons que d'après Habersohn beaucoup de corps

(1) *Descriptive catalogue of the Anatomic Museum of the Boston Society*, 1848.

(2) *Dissertat. Erlangen*, 1885.

(3) *Retrospect.*, 1885.

(4) *American Journal of the Medical Science*, 1886.

étrangers que l'on prend pour des noyaux de cerises, de dattes ou autres ne sont autre chose que des boulettes fécales ayant pris la forme de ces divers objets.

Le même auteur fait remarquer à ce sujet que l'orifice de l'appendice est si étroit qu'il ne saurait laisser passer les corps sans inflammation préalable.

En terminant ce chapitre déjà long de l'étiologie de la pérityphlite, nous devons mentionner un groupe de causes tout particulier : nous voulons parler des inflammations de voisinage amenant des phlegmons péricœcaux soit par propagation, soit par *retentissement à distance.*

La couche cellulaire sous-péritonéale sur laquelle repose le cœcum se continue avec le tissu conjonctif qui double le mésentère et les mésocolons, les ligaments larges et le méso-rectum, et avec la couche cellulo-adipeuse qui entoure le rein. De là cette couche, toujours distincte de la gaine du psoas, descend vers le scrotum et la cuisse par la gaine des vaisseaux fémoraux. On comprend dès lors que, par le fait de la continuité de cette nappe, le point particulier qui baigne le cœcum puisse et doive, dans certains cas, participer à la phlegmasie d'une région plus éloignée.

La fonte de cette couche par le passage des produits de dégénérescence des vertèbres dans les cas de maux de Pott est de connaissance vulgaire ; mais en raison de sa nature, elle ne se localise point spécialement autour du cœcum et ne donne naissance à aucun symptôme particulier.

Toute autre est l'inflammation produite par l'extension d'une inflammation *des ligaments larges*, et la chose est si fréquente que Grisolle affirmait que les 2/3 des abcès iliaques des femmes relevaient de la parturition. M. Trélat(1) cite un cas de pérityphlite chez une femme après un accouchement laborieux. L'abcès, très volumineux, fut ouvert et la malade guérit.

On a incriminé également les *métrites* qui agiraient d'une façon analogue. Nous n'avons trouvé que quatre cas de ce genre : deux sont dus à Piotay, cité par Grisolle, et les deux autres à Velpeau. En tous cas, ces faits que Grisolle était enclin à nier, sont excessivement rares.

Les phlegmons péricœcaux secondaires à des *néphrites* et *périnéphrites* sont très rares. On admet généralement dans les ouvrages classiques la réalité de cette cause, et la chose est évidemment possible ; néanmoins, dans nos recherches nous n'avons pu trouver qu'un cas de ce genre, il est dû à Téallier (2) ; peut-être pourrait-on y ajouter la seconde observation de la thèse de Vivien (3), peut-être encore Chomel (4) fait-il allusion à des faits analogues, quand il avance que quelquefois la fluctuation dans les phlegmons périnéphritiques apparaît loin de la région lombaire. L'inverse, c'est-à-dire la formation d'un abcès périnéphritique consécutive à une pérityphlite peut exister (Audouard. — *Soc. Anatom.* 1876).

La propagation d'une inflammation de la hanche par la bourse du psoas à la couche dont nous parlons est possible : on en cite un cas dû à Velpeau, il se trouve du reste à gauche ; nous en trouvons un second dans l'article de M. Desprès (*Dict. Jaccoud*), attribué à Aubry.

(1) Trélat. *Semaine médicale*, 1882.
(2) Teallier. *Journal général*. CVIII, obs. 3.
(3) Vivien. Thèse Paris.
(4) *Archives*, 3e série, t. I.

La pérityphlite par *péritonite* de voisinage se voit aussi quelquefois. L'observation II du mémoire de Grisolle en est un exemple.

Enfin il est une variété d'abcès iliaques sous-péritonéaux et péricœcaux qui sont *angioleucitiques* et dépendent du faisceau lymphatique placé au bord interne de la fosse iliaque. La suppuration peut se faire de deux façons, soit par inflammation, *in situ*, d'un ganglion par exemple, soit par le fait d'une irritation provoquée à distance par une plaie ou toute autre cause dans les origines de ce même faisceau.

Un exemple du premier cas est fourni par la suppuration des ganglions mésentériques. Nous avons deux cas de pérityphlite de ce chef : un de Griesinger (1), l'autre de Jenner (2).

Les pérityphlites par adénites de la couche sous-péritonéale peuvent être provoquées, outre le testicule, par la syphilis (Sedillot), elles sont consécutives à une inflammation du cordon (Velpeau, leçons orales) ou à une orchite (Ricord, Laveran).

Mais la cause la plus fréquente est la présence de plaies dans les rameaux d'origine, soit au périnée, soit au membre inférieur. M. Picqué (3), par exemple, avec un cas de phlegmon par bubon strumeux, donne l'histoire d'un malade qui mourut à la suite d'un phlegmon produit lui-même par une adénite venant d'une lésion du pied.

De même, la première observation de la thèse du D[r]

(1) Griesinger. *Traité des maladies infectieuses.*

(2) Jenner. *Medical Times and Gazette*, 1880.

(3) Picqué. *Gaz. Méd. de Paris*, 1883.

Parent a trait à un jeune homme dont la pérityphlite fut causée par un anthrax au périnée et qui lui occasionna six récidives en deux ans. (1)

Le pus, dans ce cas, est d'abord circonscrit, mais au bout d'un certain temps la couche cellulaire tout entière est envahie et, par le fait du voisinage immédiat des vaisseaux du foyer primitif de l'abcès il a une grande tendance à s'étendre : en remontant la gaine des vaisseaux, il fuse quelquefois très loin, amenant des décollements considérables qui rendent ensuite bien difficile la réparation.

(1) Le Dr Paquy, *Th. Paris* 1876, (*adénites iliaques comme causes des phlegmons iliaques*) va jusqu'à affirmer que l'adénite iliaque est bien plus fréquente que la pérityphlite vraie. Il donne 9 observations d'ailleurs peu convaincantes.

CHAPITRE III

Anatomie Pathologique

Il existe, en réalité, trois modes de production de la pérityphlite.

Pérityphlite par propagation ou par continuité.

Pérityphlite par perforation.

Ces deux variétés relevant presque exclusivement de l'intestin.

Enfin, un troisième groupe est formé par toutes les inflammations péricœcales nées directement, primitivement, ou provoquées par une inflammation de voisinage survenue dans le tissu conjonctif des régions voisines.

Les deux premières, nous l'avons déjà dit, sont infiniment plus nombreuses que les dernières et relèvent directement de la typhlite ou de l'inflammation de l'appendice.

Dans un grand nombre de cas, les lésions de la typhlite — et cela surtout chez les enfants — sont limitées au gonflement et à l'injection de la muqueuse et de ses follicules avec infiltration des tissus sous-muqueux. Elles tendent naturellement à une guérison rapide, sauf peut-être chez les sujets strumeux ou délicats pour lesquels le pronostic est un peu moins favorable.

Souvent aussi les choses ne se passent pas si simplement ; la forme aiguë ou plutôt l'inflammation chronique qui succède à la forme aiguë, peut aboutir à l'ulcération et même à la perforation.

La constipation joue ici un rôle important : le mécanisme par lequel elle arrive à produire l'entérite et les autres troubles dont il sera question plus loin est assez aisé à comprendre. La coprostase de plus en plus prononcée amène la compression des parois intestinales, et, comme conséquence prochaine, la congestion veineuse par obstacle à la circulation en retour. Sous cette influence, la contractilité musculaire s'affaiblit peu à peu. L'intestin, désormais non soutenu par la partie musculaire, se laisse distendre de plus en plus par les matières qui ne cessent de s'ajouter aux précédentes d'où naturellement de nouveaux éléments de compression, dont la conséquence immédiate est un œdème accentué des parois, gagnant les diverses couches de l'intestin.

Bientôt à cette période de début succède la période inflammatoire proprement dite : « Sous l'influence de l'œdème de la muqueuse, l'épithélium se desquame en certains points, le revêtement des cellules cylindriques disparaît, se mêle aux matières et laisse de petites surfaces excoriées en contact direct avec les éléments irritants ou septiques. On a là autant de foyers d'inoculations septiques dont les produits seront transportés peu à peu par les lymphatiques, tout d'abord dans la couche celluleuse sous-muqueuse où ils déterminent des abcès interstitiels, répandus quelquefois en très grand nombre, et dont chaque foyer correspond à une exulcération de la muqueuse. » (1).

(1) Chandelux. *Province médicale*, 1888.

Dans d'autres cas, toujours sous l'influence de l'accumulation des matières fécales (typhlite stercorale des auteurs allemands), l'inflammation semble revêtir la forme *diphtéritique*. (1)

Alors sur la muqueuse fortement hyperémiée se montrent des eschares. A leur chute, elles laissent des érosions qui, d'abord de faible importance, peuvent, l'inflammation continuant, devenir de véritables ulcérations. Les tissus sous-muqueux, de même que les muscles, sont alors exposés.

La cicatrisation peut se produire à cette période ou bien l'ulcération gagne la couche musculaire et tend à produire une perforation. « Les abcès intra-musculaires sont cependant assez rares : par le fait de la construction des fibres musculaires, les produits septiques ont beaucoup moins de tendance à se fixer dans l'épaisseur de la tunique musculaire. Enfin l'inflammation peut encore se propager au-delà par le même processus jusque dans les troncs lymphatiques qui rampent dans le tissu cellulaire qui entoure le cœcum en arrière. Sous l'influence de cette lymphangite, le tissu cellulaire participe aussi à l'inflammation et la *typhlite* se complique de *péri-typhlite* (2) ».

Dans les cas favorables, à ce moment, si la cause primitive cesse d'agir, si par exemple le cours des matières se rétablit dans une typhlite stercorale, le processus secondaire extra-intestinal se calme, et l'exsudat est résorbé. Dans les cas défavorables, le processus destructeur continue sa marche, et amène la perforation avec

(1) Niemeyer. *Pathol. interne.*
(2) Chandelux. *Province médicale, clinique*, janvier 1888.

toutes ses conséquences. Ou bien, dans certains cas, la lésion interne de l'intestin peut se réparer et la phlegmasie des tissus environnants continuer en vertu de l'impulsion donnée. La pérityphlite est alors inévitable : la lymphe répandue se collecte et forme un abcès dont la marche variable est déterminée par sa localisation. On assiste donc, dans cette catégorie de cas, qui n'est même pas très rare, à l'évolution d'un double processus : réparateur dans l'intestin, destructeur dans les parties voisines.

D'autres fois, l'ulcération intestinale se poursuit suivant un mode différent que celui précédemment décrit. Au lieu de l'ulcère « *catarrhal,* » comme on l'a désigné, on observe l'ulcère « *folliculaire* » (Rokitansky). Dans les premiers temps les follicules sont fortement gonflés, hyperémiés, puis la fonte purulente a lieu à l'intérieur : bientôt elle fait éclater la paroi, et l'ulcère produit, gagnant de proche en proche, aboutit à des ulcérations étendues comme dans le cas précédent.

L'ulcération, quelle que soit son origine, une fois produite, progresse peu à peu à travers les tissus malades et aboutit finalement à une perforation, dont les conséquences peuvent être très différentes. Si la perforation a lieu à la partie antérieure, c'est une péritonite qui en est le résultat. Si, au contraire, elle atteint la partie postérieure on a affaire à un phlegmon péricœcal, à une pérityphlite proprement dite. La perforation antérieure se fait presque toujours dans le péritoine, et une péritonite généralisée en résulte. La péritonite partielle, de voisinage adhésive, qui a précédé la perforation, peut dans certains cas prévenir cette grave complication, par l'adhérence qu'elle amène entre les parois du cœcum, et les anses intestinales voisines, et entre ces anses elles-mêmes : elle oppose au pus une barrière d'autant plus solide que l'inflammation a été plus ancienne, et au lieu d'une péritonite on n'a qu'un abcès intra-péritonéal limité.

La perforation postérieure, et, par suite, la pérityphlite vraie, est le résultat le plus fréquent de la typhlite stercorale. Bartholow (1) en a observé 12 cas sur 14.

Dans la perforation d'origine typhique, l'ulcère est folliculaire. L'ulcération tantôt régulière, tantôt à bords irréguliers et épaissis au début, s'agrandit par la suite, jusqu'à ne plus laisser intacts que quelques brides muqueuses, lambeaux irréguliers de la surface qui, primitivement, séparait les points malades. La profondeur varie : elle peut même atteindre un degré très avancé sans perforation, grâce à l'hypertrophie qui se produit collatéralement dans les diverses couches de la paroi.

Parfois cependant, au lieu d'épaississement c'est de l'amincissement qui se produit et la perforation en est considérablement facilitée ; ajoutons que la dothiénentérie n'est pas une cause rare de pérityphlite, chez l'adulte surtout. Chez les enfants, au contraire, la pérityphlite ainsi produite est véritablement exceptionnelle ; nous n'en connaissons qu'un exemple dû à Malespine (2). Cette rareté est explicable par ce fait que chez les enfants, les lésions de la fièvre typhoïde sont non-seulement moins marquées, mais même la plupart du temps insignifiantes.

La pérityphlite, suite de dothiénentérie, survient de

(1) Bartolow. *Loco citat.*
(2) Malespine. *Arch. gén. de Méd.*, 1841.

préférence pendant la convalescence, et l'influence peut se faire sentir longtemps après.

C'est ainsi que dans un travail sur la question, le Dr Gouronnec (1) cite une pérityphlite un an après une fièvre typhoïde; Parker (Lancet 1860), une plusieurs années après, et le Dr Peyronnet (2) 3 ans plus tard.

Mais il est un fait anatomique particulier qui paraît jouer un rôle tout spécial dans le mode de formation des solutions de continuité de l'appendice et du cœcum, et la production des phlegmons péricœcaux. Le fait, passé souvent inaperçu, a été longuement exposé par M. Blatin (3). « C'est la prédisposition qu'a la muqueuse de cette partie de l'intestin à faire hernie à travers les fibres de la tunique musculaire, sous l'influence parfois des causes les plus légères (4). Qu'un corps étranger, un calcul stercoral, une boulette durcie de matières fécales, poussant la muqueuse, produise cette hernie, le collet de la nouvelle cavité ne tardera pas à se rétrécir, sous l'effort des contractions de la membrane musculaire ou par l'effet de l'irritation de la muqueuse. Les chances de la réduction ayant alors disparu, l'inflammation suivra sa marche et pourra aller jusqu'à la perforation de la tumeur ou à sa chute par gangrène de ce pédicule, ce qui ouvrira plus ou moins largement l'intestin. Quant à la tumeur tombant dans le péritoine ou dans le tissu cellulaire péricœcal, elle sera le point de départ d'une péri-

(1) Gouronnec. *Typh. et pérityph., leurs rapports avec la dothiénentérie. Th. Paris*, 1887.

(2) Peyronnet. *Phlegmons iliaques consec. aux perforat. intestinales.*

(3) Blatin. Thèse, p. 41.

(4) Cruveilhier. *Anat. path. gen.*, t. I.

tonite ou d'une pérityphlite, sans préjudice des désordres produits par la perforation elle-même, et qui viendront s'ajouter aux siens. Pourtant la hernie peut ne pas s'enflammer et ne donner lieu alors à aucun accident ou bien l'inflammation peut s'arrêter à temps et ne pas aller jusqu'à la perforation et la gangrène. M. Cruveilhier, qui, le premier, a parlé de ces hernies et leur a donné la dénomination de *tuniquaires*, en a trouvé une quantité considérable sur le cœcum du professeur Alibert, qui n'en avait pendant sa vie ressenti aucun effet fâcheux. Nous pensons que beaucoup des prétendues pérityphlites que l'on voit spontanément apparaître sans avoir été précédées d'aucun phénomène du côté du cœcum, et qui, la plupart du temps, se résolvent avec tant de rapidité, pourraient se rapporter à l'inflammation isolée d'une *hernie tuniquaire*. Il est rare que les pérityphlites soient d'un volume aussi restreint que ces petites tumeurs. Quand le tissu cellulaire péricœcal se met à s'enflammer, c'est en général sur une assez grande étendue. »

Les perforations par corps étrangers se produisent de deux manières différentes que nous avons déjà signalées et qu'il suffit de rappeler ; par action directe, le corps en question, piquant ou coupant, dilacère les tissus ; par action indirecte, par une ulcération lente, évoluant d'une façon analogue à celle que nous venons de passer en revue, quand l'agent, maintenu en place, irrite localement la muqueuse.

Les perforations du cœcum siègent ordinairement sur la paroi postérieure; ce fait, relativement heureux en raison des complications que fait naître une perforation, peut être attribué à deux causes : d'une part, le courant suivi par les matières fécales est dirigé d'avant en arrière, et, de plus, cette partie de l'intestin présente, plus développées encore qu'ailleurs, des loges qui retiennent les corps étrangers.

Enfin, une troisième raison pouvant être invoquée, c'est la résistance moindre offerte par cette paroi, du fait de son peu d'épaisseur et de sa nutrition moins active. En effet, les artères qui distribuent aux parois du cœcum sont situées sur le côté antéro-interne, et la paroi opposée ne possède qu'un petit nombre de ramuscules très distants les uns des autres.

Les perforations sur le cœcum sont généralement peu nombreuses : ordinairement une seule existe, assez grande et bien visible, à l'inverse de ce que l'on observe dans l'appendice où les solutions de continuité sont souvent si exiguës qu'on a de la peine à les trouver. Les dimensions de la valeur des pièces de 50 centimes, de 1 franc ou davantage ne sont pas rares.

L'inflammation de l'appendice n'est pas sans analogie avec celle du cœcum ; fréquemment ce petit organe est compris dans l'inflammation du cœcum, mais généralement dans une moins grande mesure, plus fréquemment encore la maladie est isolée.

Dupuytren, Dance, Ménière, dont les idées sur la péri-typhlite étaient assez incomplètes, la considéraient comme produite la plupart des cas par l'extension de l'inflammation du cœcum ; ils avaient complètement négligé l'appendice. Burne (1) le premier précisa les rapports de

(1) Burne. *Medic. chir. transact.*, vol. XX et XXII, 1836-1838.

l'affection avec les lésions cœcales et surtout attira l'attention sur l'importance de l'appendice. Il avança que la perforation des parois du cœcum, *et bien plus souvent encore la perforation de l'appendice* sont les causes ordinaires de la pérityphlite. Les études entreprises postérieurement ont montré l'exactitude de ces vues du médecin anglais (Leudet, Habersohn, Gairdner).

« Dans ces derniers temps, écrit Matterstock, on s'est de plus en plus éloigné de l'idée que le cœcum jouait le rôle principal dans la genèse de la maladie : plus on a étudié l'appendice vermiforme, plus l'attention a été attirée sur ses maladies et plus on est arrivé à se convaincre que ce petit organe était la cause première est presque exclusive de cette maladie qu'on nomme pérityphlite, maladie qui conduit souvent rapidement à la mort (1) ». Le même auteur arrive en définitive à conclure que toute pérityphlite reconnaît pour cause une perforation de l'appendice ; il est vrai qu'il parle pour les enfants ; il admet néanmoins que pour l'adulte c'est le procédé le plus ordinaire.

With, plus catégorique encore, décrit la pérityphlite : l'inflammation, l'ulcération, la perforation de l'appendice.

Pour Biermer « la pérityphlite provient toujours d'une ulcération ou d'une perforation de l'appendice ; le cœcum joue dans sa pathogénie un rôle insignifiant. »

Sur 32 cas de pérityphlite notés par Bartholow, dans 6 cas seulement le cœcum était perforé, et sur 29 cas publiés par With aucun ne relevait d'une lésion du cœcum.

(2) Matterstock. *In « Maladies des Enfants »* de Gerhardt Tubingue, 1880.

Il est vrai, d'autre part, que dans l'ouvrage de Meigs et Pepper(1) sur un total de 52 perforations observées chez 38 sujets différents 25 siègeaient sur le cœcum et 27 sur l'appendice.

Les conclusions citées plus haut étaient donc exagérées. et on ne peut dire que l'appendice est l'agent unique de la maladie, mais cet exclusivisme même prouve l'importance de sa pathologie.

L'appendice est, en effet, si petit, son rôle si peu appréciable que ses souffrances ont peu de retentissement sur l'économie. Sa phlegmasie, n'entravant en aucune façon le fonctionnement de la digestion, passe inaperçue ; elle ne se reconnaît qu'à l'instant même où ses complications, par leur gravité, forcent l'attention.

L'ulcération et la perforation sont les lésions extrêmes que présente l'appendice et sont produites de deux façons : par les progrès de l'inflammation seulé ; par l'action des corps étrangers.

Lebert (2), ayant dans ses recherches constaté la fréquente absence des corps étrangers dans les perforations de l'appendice, en avait conclu à la rareté de cette cause. Depuis, cette opinion a été confirmée par Leudet (3). Pour ce dernier l'inflammation est la règle et le corps étranger l'exception.

Cette opinion n'est adoptée que par un petit nombre d'auteurs.

Déjà Favre (4) avait affirmé la constance des corps

(1) Meigs et Pepper. *A practical treatise on the diseases of the children.*

(2) Lebert. *Gaz. hebdom.*, 1854.

(3) Leudet. *Arch. Médecine*, 1859.

(4) Favre. Thèse citée.

étrangers dans toutes les lésions de l'appendice. Si on ne les trouve pas disait-il, c'est qu'on les a insuffisamment cherchés. Favre même donnait une autre raison de l'insuccès des recherches de corps étrangers: la dissolution du calcul par l'hypersécrétion que déterminait sa présence. Nous n'insistons pas sur cette explication que fait écarter la constitution seule des calculs, formés de sels insolubles pour la plupart.

Les études récentes paraissent confirmer les vues de Favre : Bull (1), Biermer (2). Balzer (3), Fitz (4), croient que la grande cause de la perforation de l'appendice est le corps étranger.

Fitz, par exemple, sur 237 cas, donne comme cause de perforation la moitié par boulettes fécales et 1/8 par corps étrangers vrais : ces deux groupes formant les 3/5 du tout, soit 152/257.

Fenwick (5) sur 125 cas ne trouve, il est vrai, que 55 fois des corps étrangers, mais il se hâte d'ajouter que le chiffre en serait beaucoup plus élevé si les recherches avaient été plus minutieuses.

Pour Meigs (6) et Pepper, la proportion des perforations dues aux corps étrangers peut être évaluée aux 3/4 de la totalité.

On voit par ces statistiques combien est erroné le jugement d'Aufrecht (7) qui écrit « que le corps étranger est très exceptionnellement la cause d'une perforation. »

(1) Bull. *New-York Med. Journal*, 1875.
(2) Biermer. *Canstat's Jahresbericht.*
(3) Balzer. *Gaz. méd. de Paris*, 1879.
(4) Fitz. *American Journ. of the Med. Science*, 1886.
(5) Fenwick. *Retrospect.*, 1885.
(6) Meigs. *Loc. cit.*
(7) Aufrecht. *Schmit's patholog. Millthеil*, 1880.

En dehors des corps étrangers, la perforation peut être déterminée par les progrès de l'inflammation comme pour le cœcum. Il est bon de faire remarquer, en outre, que la disposition des vaisseaux est, dans le cœcum et dans ce petit organe, la même que dans l'estomac, si bien que Bartholow a pu décrire «l'ulcère perforant» de l'appendice et du cœcum, analogue à l'ulcère rond de l'estomac.

Dans tous les cas, que la maladie soit le résultat d'une inflammation simple ou qu'elle soit provoquée par la présence d'un corps étranger, on rencontre, d'après Blatin, dans l'appendice atteint, des matières liquides, pultacées ou globuleuses, et une quantité variable d'un pus gris-verdâtre extrêmement fétide.

C'est la membrane muqueuse qui subit les altérations les plus profondes, que ces altérations soient indépendantes ou sous l'influence des corps étrangers. Le plus ordinairement c'est la partie inférieure qui est atteinte et on peut y observer tous les degrés, depuis le ramollissement avec épaississement et teinte violacée jusqu'à l'ulcération profonde.

Les ulcères sont ordinairement multiples. Ici, ce sont de simples érosions, ailleurs, des ulcérations plus profondes, puis des eschares qui sont, de même que les bords de l'érosion ou de l'ulcère, infiltrées d'une exsudation granuleuse d'un jaune pâle (1).

Enfin, on peut observer les lésions de la muqueuse les plus superficielles, jusqu'à des perforations complètes et souvent multiples et même jusqu'à la gangrène d'une ou de la totalité des tuniques intestinales.

(1) Lebert. *Loc. cit.*

La chute des escharres consécutives aux ulcérations profondes est une des causes puissantes de ces perforations.

Le traumatisme peut être considéré comme capable d'amener la perforation de l'appendice. Fenwick note que sur 18 cas où les corps étrangers manquaient, trois fois la pérityphlite était consécutive à un coup sur la région.

Certains états pathologiques et diathésiques paraissent influer grandement sur le développement de ces perforations par inflammation.

Suivant Habersohn (1) la perforation serait spontanée chez les strumeux, mais Leudet affirme n'avoir rien vu de semblable : on doit toujours reconnaître chez cette catégorie de malades une plus grande fréquence s'expliquant par une moins grande résistance et une moindre tendance à la réparation une fois l'inflammation déclarée. La cause la plus fréquente des ulcérations est sans contredit la *phtisie*. Leudet (2) sur 18 tuberculeux observés, les a constamment rencontrées, et dans son étude sur les perforations de l'appendice, sur 13 cas examinés, la phtisie est incriminée 6 fois. Ordinairement elles coïncident avec des ulcérations dans le cœcum, mais pas toujours ; en tout cas, elles ne surviennent qu'à la dernière période de la maladie.

La perforation par tubercule peut s'expliquer de deux façons, d'une part l'évolution naturelle du tubercule, et d'autre part par le trouble de nutrition amené par les tubercules qui, par l'oblitération vasculaire qu'ils provoquent, amènent la gangrène, d'où la perforation.

Au surplus la perforation chez les tuberculeux a lieu

(1) Habersohn. *Guy's hosp. reports*, 1874.
(2) Leudet. *Arch. Médecine*, 1859, 5e série, t. XIV.

plus tardivement que dans d'autres conditions, que dans les cas de concrétion par exemple.

Sur 11 perforations observées chez des tuberculeux par Fenwick :

3 avaient plus de 40 ans ;
7 étaient entre 30 et 40 ;
1 avait moins de 30.

Quant à la *fièvre typhoïde* comme cause des perforations, elle est indéniable. Grisolle (1), après avoir affirmé « qu'on ne voit jamais l'appendice cæcal se perforer par les progrès d'une ulcération typhoïde » en a cependant plus tard accepté un cas. Buhl, d'autre part, en a rapporté 3 exemples, et Bamberger (2) et Claus (3) chacun un. Enfin M. Moore (4) en a tout récemment publié deux nouveaux.

Enfin les *fièvres éruptives* ont, dans quelques cas, amené la perforation de l'appendice (Becquerel), la rougeole notamment.

Ces faits sont très rares. Sur les 13 cas de Leudet, on en trouve cependant un cas par variole (Obs. II).

Les corps étrangers qui peuvent amener la perforation de l'appendice sont variés à l'infini. Tout corps solide assez petit pour occuper le calibre de ce petit organe peut et doit à un moment donné en amener la perforation.

Dans le cæcum, les matières fécales et les corps étrangers sont généralement balayés par le courant et la cicatrisation se produit. Il n'en est pas de même dans

(1) Grisolle. *Loc. citat.*
(2) Bamberger. *Loc. citat.*
(3) Claus. Cité par Bull.
(4) Moore. *Trans. of path., London*, 1882.

l'appendice. La valvule qui, à l'état normal, ferme le passage entre le cœcum et la cavité de l'appendice, se laisse facilement forcer.

Un effort un peut violent, une coprostase prolongée en sont les causes ordinaires. Mais tout corps entré dans l'appendice y demeure. Pesanteur d'un côté, absence de contractions de l'autre, il est douteux que l'appendice ait la force d'expulser de son intérieur un corps étranger de quelque résistance. Cette expulsion est impossible si le corps étranger est de quelque volume et fortement enchassé dans son intérieur.

Une seule issue reste donc : la sortie par effraction. Ajoutons qu'il n'est pas nécessaire que le corps soit venu du cœcum : l'appendice étant très souvent le siège d'un catarrhe à sécrétion abondante, le mucus ainsi répandu se concentre peu à peu, les parties liquides sont résorbées, et il reste finalement les particules solides qui constituent de véritables calculs.

Une autre mode de perforation a été proposé par M. Talamon (1). Les scybales contenus dans le cœcum, dit-il, obstruent la lumière du canal, et comprimant les parois, y causent une gêne de la nutrition. Au-dessous de l'obturation le mucus s'accumule, les bactéries qui existent si nombreuses à l'état normal dans l'intestin, y pullulent et, aidées par le peu de résistance de la paroi, la perforent.

Le nombre des perforations est variable : tantôt on ne peut trouver qu'une ouverture et avec grande difficulté, tantôt au contraire il y a 2, 3 perforations ou davantage

(1) Talamon. *Progrès Médical*, 1882, p. 989.

formant de l'appendice une sorte de pomme d'arrosoir. (Lebert, Leudet). Claus (1) cite un cas où les perforations étaient au nombre de 5.

Quant au diamètre de la perforation il peut aller de celui d'une tête d'épingle jusqu'à la presque totalité de la circonférence de l'appendice. Le diamètre le plus fréquemment rencontré est de 1 à 3 millimètres. On comprend qu'il puisse être beaucoup plus considérable, quand il y a sortie d'un corps étranger, par exemple.

Comme siège les perforations occupent de préférence la pointe de l'appendice et en second lieu la base de l'organe à sa réunion avec le cœcum (Leudet).

Elles sont infiniment plus fréquentes chez les hommes que chez les femmes : Fitz, sur 247 cas, trouve que 197 sont relatifs à des hommes et 50 seulement à des femmes. C'est à peu près la proportion de Lebert qui donnait de hommes à femmes le rapport de 5 à 2. Meigs et Pepper publient toutefois un chiffre différent : sur 27 perforations de l'appendice, les hommes entrent pour 21, les femmes pour 6. Il est à remarquer que pour le cœcum proprement dit l'écart paraît diminuer. Sur 25 cas (Meigs) il y a 13 hommes et 12 femmes. Mais le nombre d'observations qui forment la statistique de Meigs est trop faible pour pouvoir changer la proportion précédemment établie.

L'âge de la plus grande fréquence serait, d'après Blatin, de 10 à 25 ans. Sur 25 cas cités par cet auteur il en est 13 dans cette période. A ce sujet la statistique de Fitz, portant sur un total de 228 cas, est des plus intéressantes. Aucune perforation n'a été signalée pendant la pre-

(1) Claus, id.

mière enfance, la plus précoce était chez un sujet de 3 ans.

Fitz donne :

Jusqu'à 10 ans	22
De 10 à 20 —	86
De 20 à 30 —	65
De 30 à 40 —	34
De 40 à 50 —	8
De 50 à 60 —	11
De 60 à 70 —	1
De 70 à 78 —	1

Cette statistique, on le voit, tout en confirmant le premier dire de Bletin permet de préciser encore et de fixer l'âge de la grande fréquence entre 10 et 20 ans.

Cette conclusion, disons-le en passant, tendrait à confirmer l'opinion citée déjà de Lebert sur la cause ordinaire des solutions de continuité de l'appendice. Pourquoi en effet si la perforation reconnaissait toujours une cause mécanique à l'exclusion de la simple typhlite, serait-elle surtout fréquente entre 10 et 20 ans ?

Il est assez difficile de se prononcer sur les complications secondaires d'une perforation de l'appendice : péritonite ou pérityphlite, en raison du peu de constance des rapports anatomiques de l'appendice.

L'appendice étant situé normalement au côté interne et postérieur du cœcum, et recouvert par le péritoine dans une partie seulement de son étendue ; l'inflammation, limitée à son extrémité, se répandra très vite dans le tissu cellulaire. Si, au contraire, l'inflammation siège plus près de son orifice, c'est la séreuse qui sera atteinte en premier lieu.

Mais dans le plus grand nombre des cas l'inflammation n'est pas aussi limitée. La perforation peut survenir sur différents points et comme l'appendice dépasse rarement 4 ou 5 centimètres, les rapports de voisinage étant d'autre part très étroits, il est rare que les deux faits de phlegmon et de péritonite ne coexistent pas.

Une péritonite généralisée est un résultat fréquent de la perforation de l'appendice, et les statistiques diffèrent beaucoup quant à sa fréquence, relativement à celle de la pérityphlite avec péritonite circonscrite.

Leudet a observé une péritonite généralisée dans un cas seulement sur 43 perforations de l'appendice, tandis que la péritonite circonscrite avec formation d'un abcès dans la fosse iliaque figure dans 11 cas sur 13. Bamberger a noté, sur 10 cas, 7 péritonites généralisées et 3 péritonites circonscrites.

La péritonite généralisée promptement suivie de mort est encore produite par l'ouverture dans le péritoine d'une collection pérityphlitique causée par une simple typhlite : et même dans certaines circonstances, heureusement assez rares, par la propagation rapide de l'inflammation voisine à toute l'étendue de la séreuse.

Dans les cas de péritonite circonscrite qui se présentent après une typhlite dont la marche relativement lente a permis la formation d'adhérences et l'épaississement du péritoine, on trouve la cavité de l'abcès traversée par une multitude de fausses membranes plus ou moins épaisses la partageant en un grand nombre de loges plus ou moins nettes, et dans lesquelles on trouve un pus floconneux, de couleur verdâtre, assez concret. Les parois de l'abcès sont elles-mêmes formées par le péritoine plus ou moins altéré, les anses intestinales, agglutinées par de fausses membranes, et l'épiploon.

Dans les plegmons du tissu cellulaire péricœcal (Pérityphlites vraies) causés soit par la propagation de l'inflammation des parois du cœcum, soit par la perforation de cet organe ou de l'appendice ou par toute autre cause de suppuration, le pus a une apparence différente. Réparti au début par de nombreux petits foyers isolés dans le tissu cellulaire, séparés par des lames infiltrées ou déjà sphacélées, il se rassemble bientôt en un foyer unique qui fait saillie sous la paroi abdominale. Souvent des fusées purulentes existent jusqu'au voisinage des reins, des dernières fausses côtes (entre le péritoine et les muscles de la paroi abdominale antérieure) (Ménière). Les parois de l'abcès sont formées en dedans par le péritoine épaissi, en avant, suivant les cas, soit par le cœcum lui-même ou par le péritoine et le pus ne gagne la paroi abdominale qu'en soulevant la séreuse pour pointer au-dessus du ligament de Poupart, rarement au-dessous. Dans quelques cas cependant où l'inflammation a été plus rapide, l'adhérence des deux feuillets du péritoine se fait de bonne heure, le segment de la cavité péritonéale qui les sépare disparaît, et le foyer est directement appliqué contre la paroi.

Le pus est tantôt blanc, crémeux, inodore, de *bonne nature* enfin, tantôt et plus fréquemment, il est grisâtre, sanieux, mal lié, fétide et il renferme de grandes proportions de gaz.

La quantité de pus est très variable suivant les cas ; Chez tel sujet, avec des phénomènes très graves, on ne trouve à l'ouverture que quelques cuillerées à peine, et chez tel autre cas on trouvera 1k, 2 et même 3 kilogr. (Barthélemy).

Cependant d'une manière générale la quantité est assez considérable et il est à remarquer qu'à l'ouverture elle est bien souvent beaucoup plus grande qu'on ne s'y attendait d'abord.

Parfois la quantité en est énorme. Ainsi M. Foot cite un cas où le pus était en telle abondance qu'il atteignait la face inférieure du foie, et que le rein droit était déplacé. (1)

L'abcès une fois formé, le pus tend, comme toujours, à s'ouvrir extérieurement un passage. Mais l'issue n'est pas toujours du côté de la paroi abdominale. Dans les pérityphlites suppurées développées sans perforation, le pus se porte assez souvent vers l'intestin lui-même. La muqueuse de cet intestin entouré de pus se boursoufle, la tunique musculaire se paralyse et bientôt se déclarent des accidents inflammatoires qui aboutissent finalement à une perforation en sens inverse de celle dont nous avons déjà parlé. Cette terminaison des abcès n'est généralement pas accompagnée, comme on pourrait le croire, de l'issue des matières fécales dans le foyer. Dupuytren attribuait cela à l'obliquité de l'ouverture, accompagnée d'un décollement de la muqueuse tel qu'il y aurait là comme une sorte de clapet.

Parfois enfin, le pus fuse vers la cuisse du côté des canaux, du crural surtout, et produit des décollements étendus. On ne l'a jamais vu se frayer un passage par le canal inguinal, bien que la chose soit anatomiquement possible.

(1) Foot. *British Med. Journal*, 1881.

Les vaisseaux et les nerfs, ordinairement exempts d'altérations, ont parfois offert des lésions assez marquées : amincissement et ramollissement des parois artérielles et veineuses, oblitération de leur cavité par des caillots ; nerfs ramollis et rougeâtres. Mais très rarement l'inflammation, détruisant le *fascia iliaca*, a atteint le muscle iliaque.

Pour être complets nous devons ajouter que l'existence d'un phlegmon nettement formé, avec contenu purulent plus ou moins abondant, n'est pas constante. Dans certaines formes — d'ailleurs rares — de pérityphlites, le pus est, au contraire, en très faible quantité, malgré l'étendue des lésions. Ce qui domine alors c'est cet *état gangréneux* dont Grisolle avait déjà noté la présence et qu'il attribuait à l'action des matières fécales épanchées, bien que le fait ne soit pas particulier aux cas de phlegmon stercoral.

On trouve alors dans le tissu cellulo-adipeux sous-péritonéal tantôt des ilôts disséminés, tantôt de larges bandes de tissu cellulaire sphacélé analogue à ce que l'on rencontre dans le *phlegmon diffus*, par exemple (1). Cette particularité qui dénote le caractère infectieux de l'affection est particulièrement fréquente dans les cas de gangrène primitive de l'intestin ou plus spécialement de l'appendice, où les recherches les plus minutieuses ne peuvent parvenir à montrer l'agent réel de la mortification.

(1) C'est ce que l'on constata dans le cas de Gambetta. *Lannelongue, Cornil.* — *Gaz. hebdom.*, 1883.

CHAPITRE IV

Symptômes

Le début de la pérityphlite est loin d'être le même dans tous les cas. La diversité est même à noter. Tantôt on observe des symptômes prémonitoires, tantôt la maladie se déclare brusquement.

Dans ce dernier cas, c'est au milieu d'une santé parfaite que débutent les accidents; par une douleur soudaine, vive, défaillante qui surprend le malade au sortir d'un repas, d'un bain froid, etc., et le force à s'aliter.

Plus généralement, la maladie est précédée de symptômes: pendant un temps variable, le patient se plaint d'inappétence, de coliques passagères, d'alternatives de diarrhée et de constipation, la diarrhée dominant souvent; puis, sous l'influence d'un écart de régime, d'une fatigue physique, l'affection se déclare.

Quelquefois enfin, tout se borne à des symptômes de grippe. Suivant M. Dickinson-Ward, ce serait même là une chose habituelle (1).

Quoi qu'il en soit, c'est ordinairement la *douleur* qui est le premier phénomène. D'après Grisolle (2), sur 57

(1) Dickinson-Ward. *British Med. Journ.*, 1878.

(2) Grisolle. *Loco citato.*

cas, elle aurait marqué le début 49 fois. Cette douleur est variable en intensité et en caractère, mais siège invariablement dans la fosse iliaque droite ; violente et fixe dans les premiers moments, elle augmente encore, avec des paroxysmes et s'irradie de la région cœcale dans tout le côté droit de l'abdomen et jusqu'aux organes génitaux.

Ces symptômes de début s'expliquent facilement par les phénomènes qui se produisent en même temps à l'intérieur, et dont nous avons déjà dit quelques mots.

Engendré par la rétention des matières fécales ou par la propagation au cœcum d'une entérite ou d'une colite, le catarrhe de cette portion de l'intestin évolue avec des alternatives diverses, d'où les périodes de diarrhée ou de constipation se succédant les unes aux autres. Cet état subinflammatoire du cœcum, par le retentissement qu'il a sur le reste du tube digestif, amène l'anorexie, et cet état de malaise qui constitue « l'état catharral » a, en effet, de grandes analogies avec la *grippe* ; puis, sous une influence quelconque, l'inflammation proprement dite apparaît et avec elle la douleur, de telle sorte que l'on peut dire avec Grisolle que la douleur indique moins peut-être le début de la maladie que le commencement de son état aigu.

Pour les cas à début brusque, nous pensons avec M. Paulier qu'il s'agit bien d'une irritation locale aiguë portant sur le tissu cellulaire et le péritoine, mais d'une irritation produite, le plus souvent, par la présence d'un corps étranger qui perfore le cœcum ou l'appendice, ou bien produit son sphacèle sans le perforer. C'est effectivement ce que prouve le dépouillement d'un grand nombre d'observations où les corps étrangers ont été constatés, soit à l'autopsie, soit au moyen d'une intervention chirurgicale. En outre, toute cause capable de produire rapidement l'inflammation de la muqueuse pourra être accompagnée de ce début rapide. L'ingestion d'une quantité immodérée d'aliments non mûrs ou acides, comme dans le cas de Clarck où la cause déterminante fut un repas copieux de framboises, l'absorption de boissons fermentées, ou même simplement d'eau froide dans certaines conditions, un coup violent sur la région... bref tout ce qui amène rapidement l'entérite.

Dans des cas assez rares la maladie s'établit lentement et sans que le sujet lui-même en ait conscience : jusqu'à la découverte faite par hasard, par les malades ou par le médecin, d'une tumeur, presque indolente en ce cas. Grisolle en cite un exemple chez un enfant de 15 ans et en rappelle trois autres. Ceci se rencontre de préférence chez les individus à tare constitutionnelle, les tuberculeux surtout.

Les symptômes de la pérityphlite confirmée sont la *douleur*, la présence d'une *tumeur* dans la région et des *troubles* fonctionnels et généraux.

La *douleur* qui s'irradie toujours plus tard, en même temps que se montrent le gonflement et la tension de la région malade, a des caractères très divers suivant les individus. Tantôt ce sont de simples coliques, tantôt la douleur est sourde, obscure, profonde, tantôt enfin elle est vive et lancinante. En général cependant, et dans les premiers moments, elle est obscure et non spontanée ; mais la pression, même la plus légère, fait pousser des cris.

Presque constamment le point le plus douloureux a son siège dans la fosse iliaque, quelquefois cependant tout se borne à de la sensibilité de l'hypogastre et parfois la douleur est localisée nettement à la région inguinale comme dans la hernie, ce qui peut donner lieu à des confusions. (1)

D'autres fois les souffrances, très vives, se font sentir dans la poitrine au niveau des dernières côtes et sont produites par irradiation dans les filets terminaux des branches abdominales.

Enfin dans des cas plus rares encore et particulièrement chez les enfants, la douleur n'existe que peu dans la région abdominale ; elle est localisée par les patients à la partie supérieure de la cuisse, dans la hanche ou même à l'articulation coxofémorale dont les moindres mouvements provoquent des cris. Elle s'établit alors lentement comme la douleur de la coxalgie dont elle donne l'illusion (2).

Bientôt de la région cœcale la douleur se répand dans le côté droit de l'abdomen, remontant le long du colon ascendant et transverse et le rare passage des matières

(1) M. Poncet nous a communiqué un fait de ce genre. Il s'agissait d'un malade porteur depuis plusieurs années d'une hernie inguinale droite ; les signes de la pérityphlite à laquelle le malade succomba le sixième jour étaient tellement ceux de l'étranglement herniaire, que, dans le doute, le diagnostic ne pouvant être absolument posé, on ouvrit le canal inguinal, au fond duquel on percevait une petite masse rénitente, et la réduction de l'entéro-épiploïte non étranglée se fit aisément. La plaie opératoire n'avait aucune gravité, et l'on eut ainsi la certitude que les accidents graves reconnaissaient une autre cause.

(2) Gybney. *American Journ. of the Med. Science*, 1886.

fécales, comme surtout celui plus fréquent des gaz, est l'objet d'exacerbations très pénibles.

La palpation de l'abdomen est facile encore à ce degré; cependant les phénomènes s'accentuant, toute pression, même légère, devient la cause de paroxysmes. Le patient ne s'y prête dès lors qu'avec grande répugnance. Il présente à ce moment une attitude spéciale. Couché le plus souvent sur le dos ou le côté droit il a le membre inférieur droit fortement fléchi en adduction, les bras rapprochés du tronc, pour relâcher les muscles abdominaux et se garder de tout mouvement.

A cette période l'abattement mêlé de stupeur du patient est tel qu'il lui donne une apparence typhique, telle qu'on a pu parfois s'y tromper.

Les douleurs obtuses paraissent devoir être attribuées à l'inflammation du tissu conjonctif; les douleurs aiguës, colliquatives, résultent plutôt de l'affection intestinale ou de la péritonite circonscrite. C'est pourquoi, le plus souvent, celles-ci n'apparaissent qu'en second lieu quand l'inflammation, en s'étendant, a retenti sur la séreuse.

La *tumeur*, signe vraiment caractéristique de la maladie, ne se montre ordinairement qu'en second lieu. Parfois cependant elle précède la douleur : Grisolle a signalé ce fait dans 1/7 des cas qu'il a rapportés.

En général elle n'apparaît guère que vers le 2e ou le 3e jour de la maladie, exceptionnellement elle peut n'être manifeste que très tardivement : Ainsi M. Paulier rapporte l'histoire d'un malade chez lequel on ne put reconnaître la tumeur que le 25e jour ; et on en a vu rester latentes plusieurs mois (1).

(1) W. Bull. *Loc. cit.*

Elle est située dans la fosse iliaque, le plus ordinairement au niveau du cœcum qu'elle élargit en le débordant et qu'elle repousse en avant dans les cas où elle occupe sa face postérieure ; quelquefois, cependant, elle est placée plus bas, vers le ligament de Poupart et, par suite, plus superficiellement. Elle est alors produite par l'inflammation de l'appendice et ne possède souvent, au début, dans ces circonstances, qu'un volume restreint. C'est cette petitesse, jointe à sa situation dans la région crurale et plus encore aux phénomènes qui accompagnent son apparition qui a été cause, à plusieurs reprises, qu'une pérityphlite a été prise pour une hernie étranglée.

Le volume varie de celui d'une mandarine à celui d'une tête d'enfant ; elle est en général mal délimitée, irrégulière et sans adhérences avec la paroi abdominale, au début, du moins. Quelquefois, au lieu d'une tumeur proprement dite, plus ou moins arrondie et bosselée, on n'observe qu'une tuméfaction assez peu régulière, en forme de plaque un peu diffuse, et située profondément.

Assez dure et résistante dans les commencements, la tumeur est immobile ; les tentatives faites pour la mouvoir dans tel ou tel sens sont inefficaces, contrairement à ce que l'on observe pour le boyau typhlitique qui, lui, est mobile transversalement.

Elle est indolente par elle-même, mais présente à la pression une sensibilité variable. Le moindre contact provoque chez certains individus une très vive douleur, tandis que chez d'autres on peut l'examiner sans trop de difficulté. Fréquemment, du reste, l'exploration est devenue sinon impossible, du moins très difficile par un ballonnement excessif du ventre.

La percussion dans les premiers jours révèle une diminution de la sonorité et même une matité complète, à moins que le cœcum ne soit distendu par des gaz, ce qui est assez fréquent dans la typhlite. Le météorisme de l'intestin rend, dans bien des cas, l'examen très délicat, et l'on doit songer à l'interposition possible entre la tumeur et la paroi d'une anse intestinale (Buck).

La présence de cette tumeur est le point de départ de phénomènes divers : par la pression qu'elle exerce sur les nerfs du plexus lombaire ou leurs rameaux, elle occasionne la douleur et l'engourdissement des extrémités, des fourmillements et des crampes dans le membre inférieur. La douleur produite de cette façon est quelquefois très vive : une des zones sensibles les plus habituelles, comprend la partie antéro-externe de la cuisse, et correspond au territoire du filet *fémoro-cutané*. Nous avons déjà signalé la douleur de la hanche. Elle si vive pendant les mouvements de l'articulation qu'elle entraîne une claudication marquée et force même de bonne heure au repos. La cause en est vraisemblablement dans la compression exercée par la tumeur sur le tronc de l'*obturateur*. Enfin, la douleur et la rétraction testiculaire sont des phénomènes presque constants dans l'affection.

De même la compression de la veine iliaque amène l'œdème des extrémités, qui peut remonter parfois très haut et dépasser le genou. La thrombose de ce vaisseau n'est pas très rare et Grisolle a pu reconnaître une différence notable dans la température des deux membres inférieurs.

On a signalé aussi dans quelques cas une douleur très

vive dans la région du rein, laquelle a été rapportée à la pression qu'exerce la tumeur sur l'uretère.

En même temps, il se produit de la rigidité spasmodique des muscles de la cuisse, due en grande partie à l'inflammation produite par voisinage, des fibres du psoas et de l'iliaque. C'est la cause de la flexion que présente le membre quand le malade est dans son lit.

La tumeur de la pérityphlite évolue assez rapidement. Tantôt globuleuse, elle conserve en s'accroissant cette forme primitive, tantôt, au lieu d'une tumeur arrondie dans les premiers moments, on ne trouve, quelques jours plus tard, qu'un empâtement plus ou moins étendu. Dans le premier cas, on a affaire à une tumeur pérityphlitique d'emblée ; dans le second, la pérityphlite survenant secondairement à une typhlite, n'a fait que déformer et élargir le boudin tyhlitique du début.

Grisolle, en signalant les caractères de la tumeur pérityphlitique parle d'une sorte de « frémissement difficile à décrire », qui serait perçu au palper. Aucun auteur n'a, depuis, fait mention d'un pareil phénomène.

Ce qui est plus fréquent, c'est le frottement péritonéal que l'on constate dans certains cas à allure lente quand on fait mouvoir sur les parties profondes la paroi abdominale.

Dans les cas bénins, l'évolution de la tumeur se fait en peu de temps. Au bout de 8 à 15 jours, elle diminue graduellement et peu à peu tend à disparaître.

Dans d'autres cas, au contraire, elle augmente progressivement de volume, au point de faire parfois une saillie

(1) Leegs. *St. Barlolomews hospit. reports. Perityphlitis complitated with trombosis*, etc.

appréciable à la vue, en même temps que la douleur arrive à un degré extrême d'acuité. Cette douleur, une des plus insupportables qu'on puisse rencontrer, s'irradie en sorte d'élancements qui traversent tout le ventre ; elle s'exaspère par les moindres mouvements, soit de l'abdomen, soit des membres, surtout des membres inférieurs.

Aussi le malade reste-t-il instinctivement courbé en avant, les cuisses fléchies sur le bassin, dans l'immobilité absolue, relâchant les muscles abdominaux et le psoas iliaque. Par le fait de cette immobilité instinctive unie au météorisme abdominal, le jeu des côtes et du diaphragme demeure entravé, d'où gêne de la respiration (1) qui se précipite.

Le visage est blême, les yeux cernés, enfoncés, le nez pincé, le regard est abattu, incertain, terne ; la peau a perdu son luisant normal, les mains sont froides, les pieds le plus souvent couverts de sueur : tout l'individu, enfin, présente un cachet particulier de tristesse et d'abattement (2). Le teint est terreux, jaunâtre, ce qui augmente encore l'aspect lamentable du malade. M. le professeur Poncet lui trouvant une certaine analogie avec celui de l'ictère et tenant compte de son origine, propose le terme d' « *ictère fécal* ». Et en effet tout porte à croire que la cause se trouve dans la constipation persistante particulière à l'affection, cause d'une véritable *stercorhémie*. L'examen à cette période est, pour toutes ces raisons, forcément incomplet : au milieu des plaintes du malade on ne peut guère constater que la tension des parois qui, rétractées, offrent une incurva-

(1) *Campos-Freire Uber Perityphlitis*, *Wurtzburg*, 1882.
(2) Albers. *Loc. citat.*

tion légère dont le centre est en rapport avec la région où siège la phlegmasie. Dans d'autres cas le ventre est ballonné : le cours des matières fécales étant entravé, sinon suspendu, le développement des gaz entretient un météorisme marqué.

Pendant ce temps, du côté du tube digestif, se produisent des troubles variés qui viennent encore augmenter les souffrances du patient.

Au sommeil ont succédé *l'agitation* et *l'insomnie* (1). La langue est recouverte d'un enduit saburral épais ; le patient éprouve constamment dans la bouche une sensation d'amertume et d'empâtement; sa soif ardente, inextinguible, ne peut être apaisée que par des boissons glacées.

L'inappétence est absolue (2): le malade qui, dès le début est sujet aux nausées, les voit bientôt remplacées par des vomissements. Ces derniers, alimentaires dans les commencements, deviennent bientôt bilieux, puis, à un degré plus avancé, les matières évacuées deviennent plus colorées, brunâtres et, dans certains cas, d'ailleurs très

(1) L'insomnie de la pérityphlite est intéressante par ses caractères et ses causes. Le malade est agité, inquiet et ne fait que s'assoupir sans *dormir* ou du moins très peu. L'explication doit être placée ici encore dans la constipation et ce qui le prouve c'est que les soporifiques ordinaires, l'opium et ses dérivés, ne peuvent en avoir raison. Ils l'augmentent au contraire en favorisant la rétention des matières.

(2) Il y a là un phénomène digne d'attirer l'attention. C'est une anorexie complète, *sui generis*, de l'horreur presque. Chez certains malades, elle porte à la fois sur les solides et les *liquides*, ceci au début seulement. C'est vraisemblablement cette *anorexie des liquides* qui est la cause principale, plus encore que celle des solides, de l'émaciation si grande de la pérityphlite. Il y a comme une sorte de « déshydratation » de l'organisme.

rares, *presque* fécaloïdes. Nous disons *presque* parce que s'ils en ont l'apparence ils n'en ont jamais l'odeur (1). Ils sont peu nombreux dans la généralité des cas ; cependant ils peuvent devenir si fréquents que la cause la plus légère, un mouvement, une simple gorgée de liquide suffisent à les rappeler.

Au reste, quelle que soit leur fréquence, ils sont presque toujours de courte durée et cessent au bout de quelque temps.

La *fièvre* dans les premiers jours n'est pas très forte, la température ne s'élève guère au-dessus de 39° dans les formes ordinaires. Ce n'est que dans les formes graves, infectieuses qu'elle atteint et dépasse 40° ou quand surviennent les phénomènes de la suppuration.

La *constipation* est habituelle dans la pérityphlite. Elle précède souvent la maladie, dont elle est, nous l'avons dit, un facteur important. Mais dans certains cas c'est elle qui attire tout d'abord l'attention et marque le début des accidents.

La maladie s'annonce alors par des phénomènes «d'obstruction intestinale» capables de donner le change au médecin. M. Bouveret qui avait, dans plusieurs circonstances, observé ce début singulier, avait bien voulu attirer sur lui notre attention. Nous avons eu depuis, à maintes reprises, l'occasion de le voir signalé (2), et tout récemment encore, M. Chandelux (3), dans une leçon clinique, en faisait la remarque au sujet d'une périty-

(1) Habersohn, Parent.

(2) Chaput. *Bulletin Soc. anatom.*, 1882.
Nettes. id., 1885.

(3) Chandelux. *Province Médicale*, fév. 1888.

phlite qui avait ainsi commencé. La constipation dans ces cas est absolue, les douleurs sont extrêmement vives, avec ballonnement du ventre, pouls petit, etc., bref tout l'appareil de l'étranglement interne.

Cette rétention fécale cède quelquefois aux purgatifs répétés, que le malade absorbe en abondance, d'autres fois elle persiste pendant toute la durée de la phlegmasie cœcale.

D'ailleurs ce phénomène n'est pas propre à la pérityphlite ; il peut se rencontrer dans toutes les inflammations de l'abdomen ou de ses parois, dans lesquelles le péritoine est intéressé à un degré quelconque. C'est ainsi que nous le trouvons signalé dans un abcès de la paroi occupant le grand droit de l'abdomen. (1)

En dehors de ces cas à allure singulière, et dans la généralité des pérityphlites, la constipation est un symptôme constant pendant toute l'évolution de la maladie et jusqu'à la disparition de la tumeur. Grisolle l'a notée 25 fois sur 34 cas et elle est explicitement mentionnée dans les 7 cas de M. de Campos-Freire.

Quelle raison peut-on donner de ce symptôme ? On peut admettre d'abord que les causes qui ont déterminé l'engouement stercoral, lequel est lui-même la grande cause des typhlites, persistent encore au moment où celle-ci se déclare. Une nouvelle cause vient encore s'y ajouter, c'est l'inflammation du cœcum, qui, paralysant la tunique musculaire de toute cette région, vient mettre obstacle à l'expulsion des matières. Enfin on peut admettre que cette même région enflammée est

(2) Thompson. *Médic. Times and Gazette*, 1883.

le point de départ d'un réflexe qui anime le resserrement spasmodique de l'iléon.

Nous avons cherché, sur une hypothèse émise par M. Bouveret, à savoir si l'obstacle au cours des matières ne pouvait pas être rapporté à l'œdème de la valvule iléo-cœcale, œdème produit lui-même par les troubles circulatoires inhérents à l'état inflammatoire des parties.

Les quelques expériences que nous avons entreprises sur cette donnée ne nous ont pas fourni de résultats bien concluants : sur des cœcums extraits de l'abdomen et soigneusement lavés au préalable nous cherchions à produire l'occlusion par une injection interstitielle dans la valvule. La quantité de liquide introduite était le contenu d'une seringue à injections hypodermiques ; or, sur 6 cas, dans deux seulement l'œdème, ainsi fait artificiellement, a paru amener une occlusion suffisante.

Quant à l'explication de la constipation dans le courant de la pérityphlite confirmée, elle est facile quand on pense que d'une part le cœcum peut être comprimé (1) par la tumeur une fois formée et que d'autre part sa contraction est rendue très difficile par sa présence au milieu d'un tissu cellulaire dense et induré, qui le maintient béant et sans contractibilité. On a une preuve de ceci dans le gargouillement que l'on observe assez fréquemment dans le décours d'une typhlite un peu grave.

Dans quelques cas, d'ailleurs assez rares, au lieu de constipation on observe de la *diarrhée*, mais une diarrhée spéciale, dysentérique, avec épreintes, tenesme et éva-

(1) A ce propos disons qu'il faut toujours faire le *toucher rectal*; la migration des abcès peut être telle dans le petit bassin que cette exploration donne un renseignement précieux (Obs. I.).

cuations de glaires qui, d'abord blanches et incolores, peuvent devenir sanguinolentes. Dans ces cas la cœcite s'est compliquée évidemment de colite, et le catharre s'est généralisé au gros intestin tout entier.

Dans nombre de cas, du reste, les selles que l'on observe ne proviennent que de la portion inférieure du tube intestinal; le cœcum ne se vide que difficilement. Aussi les malades se plaignent-ils de ne pas éprouver de sensation de soulagement, d'évacuation.

La *fièvre* pendant l'évolution de la pérityphlite est en général modérée : dans certains cas même elle fait défaut. Elle s'établit en même temps que la tumeur et suit d'ordinaire, dans ses oscillations, les changements qui surviennent dans cette dernière. Il n'y a point de frisson au début, les auteurs sont unanimes sur ce point. Déjà Grisolle l'avait noté, puis Puchelt (1) et Posthuma (2) et enfin Albers qui en fit la remarque expresse. Il est d'ailleurs très rare dans les autres inflammations de la fosse iliaque (3).

Les malades sont en général calmes, l'intelligence est absolument intacte et les réactions sont pour ainsi dire nulles. Ce n'est que chez les individus prédisposés, où chez les jeunes sujets que l'on observe parfois de l'agitation ou du délire.

Enfin comme symptômes accessoires nous devons citer la *dysurie*, qui peut être assez marquée et aller dans

(1) Puchelt. *Klinische annalen, Heidelberg.*

(2) Posthuma. *De intestini cœci..... pathologie*, 1836.

(3) Chassaignac. *Traité de la Suppuration*, t. II.

certains cas jusqu'à la rétention (1). Les urines sont de couleur foncée, riches en chlorures (2) ; l'albuminurie a été notée mais n'est pas habituelle. Enfin il peut y avoir du tenesme.

Ajoutons encore un symptôme signalé par le Dr A. Flint et qui suivant le Dr Mohamed aurait, s'il était réel, une grande importance pour le diagnostic, c'est la diminution de résistance du foie (3).

Dans le plus grand nombre des cas les symptômes ne vont pas plus loin : sous l'influence du traitement ou par toute autre cause, l'inflammation des tuniques du cœcum s'apaisant, tous les phénomènes s'amendent.

L'expulsion des matières contenues dans le cœcum, provoquée par des purgatifs ou survenue spontanément, marque le début de ce déclin. Les coliques violentes, les tranchées des premiers jours cessent, de même que les nausées et les vomissements : la douleur se calme graduellement et le malade peut commencer à se mouvoir dans son lit. En même temps la tumeur diminue peu à peu de volume et tend à disparaître tandis que corrélativement sa sensibilité s'émousse et ne devient plus appréciable qu'à une pression marquée : la fièvre devient nulle, la langue se déterge (4), les urines reparaissent et le malade entre en convalescence.

(1) Cette dysurie, oligurie plutôt, s'explique très bien par ce que nous avons dit précédemment de l'anorexie des liquides. Elle persiste encore pendant les premiers moments de la convalescence les liquides absorbés étant alors employés en presque totalité à *hydrater* de nouveau les tissus.

(2) Bamberger. *Loc. cit.*

(3) *Retrospect.*, 1885.

(4) C'est un signe excellent pour le pronostic. Dès que la langue commence à perdre son enduit saburral, toujours excessivement épais, on peut affirmer la fin de la maladie.

Malheureusement les choses ne se passent pas toujours ainsi : trop souvent (dans le tiers de ces cas environ) au lieu de s'amender, tous les symptômes s'aggravent, ou bien la cessation d'un grand nombre de ces phénomènes peut n'être qu'une amélioration apparente et passagère se manifestant lorsque la tumeur, au lieu de s'indurer, passe à la suppuration. C'est ce qui se produit dans les cas où, au cours d'une typhlite, le tissu péricœcal a été trop vivement irrité ; il ne peut suivre le travail de réparation qui se produit dans le cœcum et les deux processus inverses évoluent côte à côte.

Dans ce cas la tumeur augmente de volume, elle fait saillie sous la paroi abdominale. En même temps sa dureté des premiers jours s'atténue et fait place à une consistance pâteuse, elle devient le siège d'élancements, les battements caractéristiques de la formation du pus s'y font sentir et, dans certains cas même la fluctuation devient manifeste.

La douleur, déjà si vive, s'accentue encore ; des irradiations envahissent l'abdomen tout entier, notamment l'ombilic (1) ; des douleurs sympathiques se font sentir dans la cuisse, dans l'épaule droite comme dans le phlegmon des parois abdominales (2) ou la colique hépatique ; le ventre se tend, le ballonnement augmente, en même temps que la paroi abdominale, au niveau de la fosse iliaque, s'œdématie et rougit. Enfin, à la percussion, la sonorité a pris la place de la matité ; ce changement, dû à la présence de gaz dans la cavité de l'abcès, est un des meilleurs signes de suppuration, et nous

(1) Campos-Freire. Thèse citée.
(2) Debiencourt. Thèse de Paris, 1886.

avons eu plusieurs fois l'occasion de voir diagnostiquer un phlegmon pérityphlitique sur cette seule donnée.

La fièvre augmente, atteint et dépasse 40°. Le *frisson* fait son apparition, tantôt multiple et de courte durée, tantôt et plus rarement unique et de grande intensité.

Concurremment se produisent de l'agitation, du délire, des convulsions même, chez les enfants.

Des sueurs abondantes accompagnent l'élévation de la température, les exaspérations vespérales se prononcent et si cet état se prolonge la fièvre prend un caractère d'hecticité de très mauvais augure.

Dans d'autres cas, les vomissements se montrent encore plus nombreux, le ventre se ballonne davantage et la mort arrive dans le collapsus.

Quelques mots en terminant cette revue des symptômes de la perforation de l'appendice.

L'ulcération et la perforation de l'appendice ne sont accompagnées d'aucun symptôme. On n'a pas ici, comme dans la pérityphlite d'origine cœcale, des troubles intestinaux plus ou moins accentués et précoces; le processus inflammatoire évolue sans aucune réaction. Aussi Merling (1) en voulant donner comme signe de la *Typhlite de l'appendice* la douleur dès le début, la tuméfaction localisée à la fosse iliaque et de là envahissant plus ou moins le reste du ventre avec des coliques, des nausées, etc., s'est-il complètement mépris et n'a-t-il donné que les signes de la perforation de ce même appendice. With (2) qui a longuement étudié la pérityphlite appendiculaire,

(1) Merling. Journal l'*Expérience*, 1828.

(2) With. *Schmit's Jahrbücher*, 1879.

sur *dix* cas constatés à l'autopsie, n'a observé sur 7 aucun prodrôme. Dans 3 cas seulement il y a eu un *léger malaise* ayant duré 3-14 jours avant; les malaises consistaient d'ailleurs dans des douleurs à l'hypochondre *gauche*, à l'ombilic et dans la région cardiaque. Cependant si chez un malade, enfant ou adolescent surtout, dit à ce propos le professeur Bamberger (1), il se déclare tout à coup de violentes douleurs dans la région cœcale et qu'on remarque le développement d'une tumeur sans qu'il y ait eu auparavant une constipation de longue durée, on doit toujours songer à une affection de cette nature.

(1) Bamberger. *Allgemeine Wiener Zeitung*, 1884.

CHAPITRE V

Marche. — Durée. — Terminaisons

On peut distinguer cliniquement trois formes de la péritypblite.

Dans une première forme, *légère*, après une période prodromique variable (de quelques heures à quelques mois), l'affection se déclare plus ou moins brusquement; alors surviennent la douleur, qui peut être excessive, et la tumeur. Il y a souvent peu de retentissement sur l'état général et la fièvre peut être insignifiante et passagère ; parfois, cependant, l'appareil est inquiétant.

Au bout de quelques jours, de 15 à 25 en général, après le début, commence la période de résolution. Les selles se rétablissent peu à peu, l'appétit se réveille, la douleur se calme, la tension abdominale fait place à la souplesse et la douleur tend à disparaître. C'est ce que l'on observe dans le cas de pérityphlite liée à une typhlite simple et ayant pour cause la plus ordinaire l'*engouement stercoral* et que pour cette raison on peut appeler *typhlo-pérityphlite*. La tumeur est dure, résistante, plus ou moins élargie : elle correspond à l'inflammation des tuniques intestinales et à l'infiltration des couches cellulaires voisines ; en général, au bout de 20 à 30 jours, la résolution est faite : elle a irrité légèrement le péritoine (pérityphlite adhésive) et peut laisser des adhérences.

La résolution pour les pérityphlites suites de typhlites, quelque graves qu'elles soient, s'il n'y a pas perforation, est chose ordinaire. On peut même dire que c'est la règle et cette tendance à la résolution de ce phlegmon sous-péritonéal, en particulier, est à noter en regard des tendances suppuratives des autres tumeurs phlegmoneuses iliaques. Elle est cependant quelquefois très longue à se produire en raison sans doute de la faible vascularisation de la couche celluleuse. On est alors longtemps avant de retrouver la souplesse primitive ; l'induration persiste pendant des mois, des années même, et le malade a, depuis longtemps, repris ses occupations, va et vient, complètement guéri, sans douleur et sans gêne, que l'on trouve encore dans la fosse iliaque de petits noyaux durs et mobiles, légèrement sensibles à la pression, vestiges de l'ancienne pérityphlite. Le malade est particulièrement sujet à des douleurs particulières, des *malaises* plutôt, ayant pour siège le cœcum ou le colon ascendant et survenant aux moindres circonstances ; un repas un peu copieux, un changement de temps surtout les ramènent. On ne saurait mieux les comparer qu'aux douleurs cicatricielles des anciens opérés ; vraisemblablement elles ont une cause identique : des troubles dans les tissus jadis enflammés, cicatriciels aussi, de l'ancienne typhlite ou pérityphlite.

La persistance de ces noyaux consécutifs à la pérityphlite que l'on a comparés avec raison aux indurations qui suivent la pelvi-péritonite présente avec ces dérnières de grandes analogies. Comme elles, ce sont des épines, toujours prêtes, sous des influences variées, à la moindre imprudence, à ramener l'état aigu. Un refroidissement, un purgatif trop énergique, un choc dans la région, un excès de table, tout peut réveiller l'inflammation endormie. Le retour d'une phlegmasie dans ce milieu prédisposé peut être beaucoup plus inquiétant que la première atteinte, et la mort en est quelquefois la terminaison (1). Il faut, à propos de résolution, être sur ses gardes, recommande Grisolle, et n'y pas trop croire, car souvent les parties profondes suppurent dans l'intestin et les parties superficielles se résolvent. « De pareilles méprises ne sont pas rares, dit-il, » et il recommande, pour les éviter, d'examiner soigneusement les selles.

Signalons, à propos de la première forme de pérityphlite, une variété de la maladie que l'on pourrait appeler *pérityphlite chronique* tant elle évolue lentement. Elle est très rare. Le Dr Brigdon (*New-York Médical Record* 1880) en cite un exemple. Il s'agissait d'un enfant d'une quinzaine d'années qui présenta une tumeur péricœcale pendant plusieurs mois (6 ou 7). Cette tumeur était venue sans grande douleur et donnait lieu à des symptômes si faibles que l'on crut à un sarcome. Elle disparut peu à peu en un an.

Dans une seconde forme, forme *grave*, *pérityphlite proprement dite*, suppurée, *paratyphlite*, les symptômes augmentent d'intensité. Le facies est d'abord naturel, mais bientôt le visage se grippe, les yeux s'excavent, puis, avec la fièvre et les frissons, apparaissent des symp-

(1) Deux observat. de M. Paulier.

tômes adynamiques plus ou moins prononcés et caractérisés par de la sécheresse de la langue et des lèvres, par une grande élévation de température, la fréquence et la dépression du pouls, par du subdélirium et un état semi-comateux.

La tumeur, résistante d'abord, s'élargit et s'empâte ; le pus se forme. Mais la date à laquelle celui-ci se produit n'est pas toujours la même; elle diffère suivant les causes et les origines de la pérityphlite. Si l'affection est secondaire à une typhlite ordinaire, stercorale, survenue elle-même sans grande rapidité, l'époque de la formation du pus sera vers le 12e ou 25e jour. Si la pérityphlite est primitive ou si elle procède d'une lésion de l'appendice, comme il arrive si souvent, la production du pus est beaucoup plus précoce. Parker la fixait vers le 6e jour, Sand entre la première et la deuxième semaine.

Quelle que soit d'ailleurs l'époque, elle est accompagnée d'une recrudescence dans la douleur qui devient lancinante et pulsatile, de l'apparition de frissons et d'oscillations thermiques.

Le phlegmon *paratyphlitique* suppure donc lentement dans certaines formes, plus lentement que ceux des autres parties du corps (1), des membres notamment. Cette particularité n'avait pas échappé à Grisolle qui l'attribuait à la constitution anatomique du tissu cellulaire de la région, pauvre en cellules graisseuses. Il est préférable de l'attribuer à la vascularisation relativement peu riche de ce tissu.

Chez les individus débilités, à tempérament lympha-

(1) Chassaignac. *Suppuration*, t. II.

tique, le phlegmon péricœcal offre une marche plus lente encore, presque chronique ; la tumeur qui en résulte est indolente, mal circonscrite et n'arrive qu'au bout d'un certain temps à la suppuration. C'est ce qu'on trouve par exemple dans les cas d'inflammation chronique du cœcum, après l'accouchement, etc.

Il est rare cependant que la fluctuation soit sensible ; le gonflement de la paroi et la tension de l'abdomen, circonstances déjà très défavorables à une exploration sérieuse, sont augmentées encore par les caractères de la tumeur. Celle-ci, en effet, offre très souvent une dureté particulière, sur une surface considérable. Or, cette résistance que l'on éprouve au toucher provient en grande partie de l'infiltration du tissu cellulaire situé en arrière du cœcum et entourant l'abcès lui-même (1) ; elle contribue par suite à rendre plus difficile le palper et à égarer le diagnostic tant sur les caractères de la tumeur que sur le volume de l'abcès que l'on croit exister. Aussi doit-on accorder une grande importance, en tout état des choses, à la douleur vive en un point limité, à la présence de frissons et à la marche de la température.

La sonorité peut aussi égarer quelquefois. Un son presque tympanique au niveau d'une tumeur inflammatoire, quelquefois proéminente sur la paroi, n'est pas sans dérouter un observateur non prévenu.

La troisième forme de la pérityphlite est la forme péritonéale. *Typhlo-péritonite* (2), *pérityphlite* vraie d'Oppolzer. Elle est causée principalement par les lésions de l'appendice qui, bien plus que le cœcum, joue ici le rôle

(1) Aufrecht. *Canstat's Jahresbericht.*
(2) Besnier. *Revue mensuelle des Maladies de l'Enfance*, 1888.

important. Dans certains cas cependant, la pérityphlite péritonéale est consécutive à la *paratyphlite*, quand cette dernière a été très violente et surtout quand la production du pus a été abondante ; elle peut, dans ce cas, former une nappe purulente d'étendue considérable sous la séreuse, laquelle ne reste pas insensible à un pareil voisinage. Mais c'est principalement dans les perforations de l'appendice par corps étrangers ou par ulcération inflammatoire, que l'épanchement se produit. Assez souvent heureusement la péritonite est circonscrite : sous l'influence de l'irritation voisine, le péritoine s'épaissit, des adhérences s'établissent entre les organes voisins, entre eux et l'appendice, surtout entre les intestins et le péritoine péricœcal et une barrière se trouve formée.

Les adhérences arrivent même à être si solides qu'elles limitent un véritable kyste contenant dans son intérieur toutes les substances diverses venues de l'intestin, jointes au liquide purulent produit par sa propre inflammation.

Cette troisième forme est fréquente : les rapports du cœcum et de l'appendice avec le péritoine qui les revêt sont si étendus et si intimes que toute affection des premiers retentit facilement sur le dernier. A l'ordinaire, dans les cas de typhlite bénigne, ou au début d'un travail d'ulcération des deux organes, tout se borne à une péritonite adhésive, légèrement exsudative. Mais que l'inflammation soit aiguë et rapide, que, surtout par le fait d'un corps étranger, le cœcum ou, plus souvent, l'appendice se perfore, la réaction sur la séreuse plus profondément ou directement irritée, changera de nature, et l'élément péritonite primera tous les autres.

Les symptômes dominants sont la douleur qui ouvre la scène, localisée en un point fixe et particulièrement vive, tout-à-fait semblable à celle de la péritonite généralisée ; puis la tension iliaque, bientôt suivie d'un ballonnement excessif du ventre, avec des vomituritions, des vomissements qui deviennent rapidements verts, un pouls misérable, un facies grippé...., bref, tous les symptômes ordinaires de la péritonite proprement dite.

Après quelques jours cependant, dans les cas heureux, ces divers signes s'atténuent, la sensibilité et le météorisme diminuent, et bientôt la percussion et la palpation permettent de reconnaître la présence d'une quantité variable de liquide.

Quand la péritonite partielle ne relève que de l'inflammation du cœcum ou de son appendice, malgré les symptômes souvent très graves la résolution est la terminaison la plus ordinaire ; mais si elle succède à une perforation et qu'il y ait issue du contenu de l'appendice, on se trouve avoir affaire à un véritable abcès intrapéritonéal.

La *durée* et le mode de *terminaison* de la maladie dépendent essentiellement de la marche de l'inflammation. Celle-ci, suivant la cause et le traitement appliqué, tend vers la résolution ou la suppuration.

Il est impossible de dire quelle est la proportion des cas de résolution sur la totalité des pérityphlites. Grisolle l'a observé seulement 2 fois sur 12, et en a recueilli 9 exemples sur 73 cas. Sur 180 cas, Fitz l'a constaté 58 fois, et Weber (1) l'admet pour la moitié des cas.

(1) Weber. *New-York Med. Record*, 1876.

Elle paraît être la règle, nous l'avons vu, dans la péri typhlite *a frigore* ou dans celles qui succèdent à des cas de typhlite favorable.

La *suppuration* est la conséquence obligée de toute perforation du cœcum ou de son appendice ; elle succède aussi, malheureusement trop souvent, aux phlegmons dus à un traumatisme ou à un effort. Enfin, dans les cas de corps étrangers ou quand l'inflammation est le résultat d'une adénite, elle est la règle.

La résorption du pus rassemblé au foyer est réputée possible. Grisolle en cite un cas, mais il est probable que l'on prend pour une résorption l'affaissement de la tumeur dont le contenu a passé dans l'intestin.

Les *terminaisons* d'une pérityphlite sont variables suivant les circonstances. Si l'art intervient : on ouvre et tout est dit ; sinon les solutions sont variées. C'est le plus souvent à la paroi abdominale que l'abcès cherche à s'ouvrir. En dedans, en effet, le péritoine, épaissi par le voisinage du pus, présente une paroi que les dépôts plastiques ont rendue infranchissable. En outre, il est soutenu par les viscères abdominaux dont la poussée est une nouvelle cause de la marche en avant du liquide. Dans ces cas, la tumeur proémine de plus en plus, et contracte des adhérences avec la paroi abdominale ; celle-ci aussitôt s'infiltre, rougit, devient luisante et tendue et finalement se perfore : elle donne alors issue à un liquide brunâtre, mal lié, séreux, d'une odeur extrêmement fétide et qui laisse échapper des gaz en quantité.

L'issue de ces gaz a peu attiré l'attention. Dance, cependant, l'avait notée autrefois, de même qu'il avait signalé longuement *l'odeur stercorale* qui se dégage à l'ouverture et qu'il comparait à celle de l'« *assa fœtida* » Il en cite 5 observations, dans lesquelles il n'y eut à aucun moment communication avec l'intestin, comme le prouva la prompte guérison des trajets fistuleux et l'absence de toute matière fécale. « Cette odeur, dit-il, se rapproche d'autant plus de celle des matières stercorales que le foyer de la suppuration avoisine de plus près le gros intestin, et elle est quelquefois tellement tranchée qu'on n'hésiterait pas à la faire provenir directement de l'intestin, et par conséquent à admettre une perforation de ce canal (1). » Depuis lors, nombre d'auteurs, Velpeau, Chassaignac, Bernutz, etc. ont attiré l'attention sur ce point. Il importe donc d'être prévenu qu'il n'y a là, comme dans les abcès de la marge de l'anus, ou du voisinage de la bouche, dont la fétidité est bien connue, qu'un phénomène d'exosmose.

A côté de cela, nous devons signaler un fait très curieux dans l'évolution de ces abcès et qui peut faire errer sur le diagnostic : Dans la plupart des cas, l'ouverture de l'abcès n'a amené que l'issue d'une quantité variable de pus mêlé à des gaz, mais sans matières fécales. Les jours qui suivent, tout va de mieux en mieux, le pus est franchement phlegmoneux et commence même à se tarir quand tout à coup on trouve dans le pansement des matières fécales.

Ce phénomène qui, nous le répétons, n'est pas très rare, se produit du 3e au 8e jour environ, il est dû à l'ulcération de l'intestin, amenée elle-même soit par les progrès d'une ulcération déjà existante, soit par la pré-

(1) Dance. *Arch. de Médecine*, 1832, t. XXX, p. 152.

sence du pus qui baigne les tuniques. On a, dès lors, dans ce cas, affaire à un phlegmon stercoral ou mieux à une fistule stercorale qui n'offre rien de spécial.

Ce cas se présente aussi bien dans les phlegmons de la paroi abdominale. Dolbeau, rapporte M. Poisson (1), nous a dit avoir observé souvent cette ouverture consécutive et tardive de l'intestin.

L'ouverture à la paroi abdominale peut se faire en plusieurs endroits. La région située au-dessus du ligament de Poupart est le point le plus ordinaire de la perforation, mais le pus peut se frayer ailleurs un chemin. Il peut sortir spontanément à l'ombilic, comme dans un cas de M. Thornton (2), ou se frayer une issue près de l'épine antéro-supérieure.

Au reste, la chose est quelquefois très lente à se produire. Chez certains individus affaiblis, où les phases de la formation du pus ont été elles-mêmes très lentes, l'abcès peut demeurer indéfiniment sans s'ouvrir. Ainsi M. Scholl (3) a publié le cas d'un phtisique qui présenta pendant *un an* une tumeur pérityphlitique suppurée, laquelle s'ouvrit seulement un mois avant sa mort.

La marche du pus vers la paroi abdominale antérieure est loin d'avoir lieu dans tous les cas. Grisolle, sur 73 cas, la signala 14 fois, et la statistique de Bull donne 21 fois sur 75. Enfin, M. Peaulier l'a rencontrée 4 fois sur 46 cas.

Pour le reste, le pus suit plusieurs voies. Une des plus

(1) Poisson. *Contrib. à l'Etude des phleg. de la paroi abdom.* Th. Paris, 1877.

(2) P. Thornton. *Practitionner*, 1886.

(3) Scholl. *Gaz. hebdomad.*, 1862.

communes est le gros intestin et en particulier le cæcum, circonstance qui s'explique par la situation relative de l'abcès et l'organe. Dans ces cas on voit la tumeur, plus ou moins volumineuse à l'extérieur, s'affaisser brusquement et disparaître. En même temps le malade est pris d'une violente envie d'aller à la selle et rend par l'anus des quantités variables de pus mêlé à des matières infectes. D'autres fois, l'écoulement demande au contraire plusieurs jours. Cette issue du pus à travers le cæcum est assez fréquente puisque elle a été notée dans le cinquième des cas par Bull (1) (15 sur 75); elle est suivie toujours d'un grand sentiment de bien-être et même ordinairement de la guérison, à tel point que Husson, Dance et Dupuytren la considéraient comme la solution normale à rechercher dans la pérityphlite, bien supérieure pour eux à l'issue par une plaie extérieure qui, dans la suite, en raison des pansements défectueux d'alors, avaient des conséquences déplorables.

L'ouverture dans l'intestin peut être unique ou multiple. Le plus ordinairement elle est unique; tantôt elle a l'apparence d'une perforation régulière, entourée d'un bourrelet saillant, tantôt au contraire elle est en forme de clapet, circonstance favorable qui permet l'issue des matières du foyer dans l'intestin, mais non la réciproque.

La perforation intestinale a lieu généralement entre le 20e et le 30e jour : les signes en sont variables suivant la grandeur de l'ouverture; si celle-ci est petite, outre que l'évacuation du pus se fait lentement, des intermit-

(1) Bull. *Soc. de Méd. des Etats de New-York*, 1875.

tences se produisent, parfois même l'écoulement s'arrête, la tumeur se reforme et de nouveau cherche une issue qui peut ne pas être la précédente. On conçoit que les alternatives, si elles se prolongent, puissent devenir des plus redoutables pour le patient qu'elles conduisent peu à peu à la cachexie.

Une ouverture antérieure dans le cœcum n'en empêche par une seconde à l'extérieur, de même que précédemment nous avons parlé d'ouverture intestinale secondaire à une plaie abdominale. Bull, sur 15 ouvertures dans le cœcum signale 3 cas où il y avait concomitance d'une ouverture extérieure.

Le pus se dirige peu souvent en arrière vers la région lombaire (3 f. Bull). Nous croyons que la raison doit en être cherchée surtout dans la déclivité relative du foyer par rapport à la crête iliaque. Le lieu précis où vient pointer l'abcès est le triangle de Petit où Dupuytren et plusieurs après lui ont tenté de lui ouvrir une issue.

L'ouverture dans la vessie a été signalée par Dance (1), par Menière (2), par Johnson (3), qui en donnent chacun un cas; Bull en cite 2. Sand en a cité également un cas dans un de ses derniers mémoires.

L'effet en est variable : il peut ne pas y avoir de phénomènes, mais le plus souvent le contact du pus amène une cystite étendue qui est des plus douloureuses.

Le pus enfin peut se rendre dans le vagin, dans l'utérus, dans l'appendice, malgré son étroitesse, ou arriver au

(1) Dance. *Loc. cit.*

(2) Menière. *Loc. cit.*

(3) Johnson. *The Medico-Chirurg. review* et *Gaz. Med.*, t. V, 1836.

dehors par l'anneau crural, le canal ischiatique et même la cavité cotyloïde (Blatin).

Une fois la suppuration terminée et la cicatrisation obtenue, il arrive assez souvent que le tissu cellulaire de la région reste frappé d'un état d'engorgement chronique qui met en général un temps assez long à se résoudre. A l'extérieur cet état se traduit par une tumeur exactement limitée, médiocrement résistante au toucher donnant à la pression une douleur obscure. Comprimant nécessairement et à divers degrés, selon sa position et son étendue, les organes avec lesquels elle est en rapport, elle est un obstacle à la libre circulation des matières fécales dans l'intestin. En même temps la cuisse droite est le siège d'un sentiment de gêne, de pesanteur dont les malades manquent rarement de se plaindre et qui rend constamment la station et la marche fatigantes.

Si l'on n'a soin de combattre la constipation, si les malades se laissent aller à des excès de régime ou de fatigue, ils sont incessamment menacés de voir se rallumer l'inflammation incomplètement éteinte.

A ce propos nous attirons l'attention sur ce fait remarquable, peu mis en lumière jusqu'ici, de la fréquence des *rechutes* ou *récidives* dans la pérityphlite.

Il est très ordinaire, en effet, quand on dépouille les observations, de trouver dans les antécédents pathologiques, la mention de une ou plusieurs attaques antérieures, à des époques quelquefois très éloignées.

Chez tel sujet par exemple une première atteinte se sera produite 26 ans auparavant (1), chez tel autre elle

(1) Gallard. *Gaz. Méd. de Paris*, 1883.

datera seulement de 2 ou 3 ans. Enfin un troisième présente en deux ans 6 récidives (1). Personnellement nous avons connu un homme de 30 ans, qui depuis deux ans avait tous les 3 ou 4 mois assez régulièrement une attaque de pérityphlite avec constipation, douleur et, phénomène particulier, en fait de tumeur, un vaste plastron induré occupant la presque totalité de la fosse iliaque : cet état cédait au repos et aux révulsifs. Ce malade quitta guéri le service de M. Poncet, quelques semaines après son entrée.

Fitz fixe à 11 pour cent la proportion des malades chez lesquels on remarque des récidives. Nous croyons ce chiffre trop faible : celui de 15 pour cent nous paraît se rapprocher davantage de la vérité.

La cause des récidives est, sans doute, pour beaucoup dans la persistance de ce noyau induré dont nous parlions, lequel peut, sous la moindre influence : une marche, le froid, un excès de table, parfois même une cause si minime qu'elle échappe à l'attention, s'enflammer et suppurer de nouveau.

Mais nous croyons qu'il faut la chercher souvent aussi dans la présence d'un corps étranger. C'est ce qui se dégage d'un grand nombre d'observations. Un malade a, dans l'espace de 1 à 2 ans, trois ou quatre poussées inflammatoires dans le flanc droit. Sous l'influence du repos, des opiacés surtout, tout cesse en quelques jours, pour recommencer quelques mois plus tard. Puis, un beau jour, au lieu de s'amender comme à l'ordinaire, la douleur s'accentue, la tumeur se dessine puis arrive à

(1) Th. Parent.

suppuration. L'ouverture spontanée ou artificielle permet peu après de constater la présence d'une boulette fécale, d'un pépin de fruit, etc., auteur de tout le mal.

C'est à la même cause d'ailleurs que sont dues non plus alors des récidives vraies, mais des *recrudescences* dans les caractères de la tumeur ou dans l'abondance de la suppuration, et dont on trouve parfois des exemples (Keyes). La suppuration ne tarit et les alternatives de mieux ou de plus mal ne cessent définitivement que quand, à la suite d'une exploration plus attentive, ou par le fait même de la suppuration, le corps étranger est extrait ou entraîné au dehors.

CHAPITRE VI

Complications

Le pus une fois formé peut, si une ouverture hâtive ne vient pas lui donner issue, produire les plus grands ravages.

La *diffusion* signalée par Chassaignac se rencontre peu. Haller en rapporte un cas où le pus traversant les aponévroses était descendu jusqu'au-dessous du genou.

Dans la diffusion il n'y a aucune marche déterminée ; il n'en est pas tout-à-fait de même dans les *fusées purulentes*. Il suffit de se rappeler les rapports anatomiques de la couche cellulaire péricœcale pour se rendre compte des désordres qui peuvent se produire. Albers cite un cas de pérityphlite où le pus après avoir traversé le diaphragme, se serait épanché dans la plèvre. Dans un autre cas le pus contourna le foie et se fit jour dans la poitrine en perforant le diaphragme (1).

Un cas analogue, avec abcès du foie en plus, a été publié par Duchek (1853) et un autre par Habersohn (2). Le Dr Wipham en signale également un exemple (3) et

(1) Hammernik. Cité par Leudet.
(2) *Guy's hosp. reports*, 1874.
(3) Wipham. *Transact. of Clinical Society of London.*

M. Berger (1) a appelé l'attention sur la confusion possible de la pleurésie purulente avec l'abcès sous-hépatique. Dans les cas où le pus fuse supérieurement, le grand rôle est attribuable à la position déclive du malade au lit, jointe à la disposition des feuillets péritonéaux.

Bauchet (2) raconte l'histoire d'un malade chez lequel l'abcès avait suivi l'artère crurale et était venu sortir à la partie supérieure de la cuisse.

Vigla (3) l'a vu fuser à travers le grand dorsal jusqu'au grand trochanter. Dans un cas le *fascia iliaca* était perforé par le voisinage de pus et la cavité de l'abcès, allant jusqu'au petit trochanter, occupait toute la partie supérieure du fémur (4).

Enfin Demeaux (5) l'a vu s'ouvrir dans la veine cave inférieure et Barlow (6) dans l'artère iliaque interne.

L'ouverture de l'abcès dans l'intestin est une terminaison favorable, mais l'issue des matières fécales dans la cavité est rare. Cependant la chose est possible. Dans ces cas une inflammation violente se déclare, qui peut être diffuse, puis tout se termine par une ouverture secondaire à la peau, laquelle constitue une « fistule stercorale. »

Cette dernière donne passage pendant plus ou moins longtemps aux matières et aux corps étrangers qui ont amené la perforation, puis elle se ferme, ou bien la suppuration persiste, dure des semaines ou des mois

(1) *Progrès Médical*, 1878.
(2) Bauchet. *Gaz. hebdomad.*, 1862.
(3) Grisolle. Id.
(4) *Annales de la Clinique interne.* Liège, 1882.
(5) Cité par Bamberger.
(6) *Lancet*, 1853.

entiers et finit cependant par guérir, à moins que le malade épuisé par une durée si longue, ne succombe dans le marasme.

La communication du pus d'un abcès pérityphlitique avec les branches primitives du réseau porte, peut amener des troubles profonds du côté du foie.

Leudet (1) cite deux cas d'abcès de foie consécutifs à une perforation de l'appendice empruntés, l'un à Broca (2), l'autre à Buhl (3). Mers, Malmsten, Aufrecht ont signalé plusieurs cas de pyléphlébite suppurée, ayant eu leur point de départ dans une pérityphlite, et le Dr Gendron (4), d'après ses observations personnelles et ses recherches, va plus loin ; il estime que la *moitié* des cas de pyléphlébite suppurée ont leur origine dans une pérityphlite.

La *psoïtis* est une complication relativement rare de la pérityphlite : le *fascia iliaca*, par son épaisseur et sa résistance, offre au pus une barrière qu'il respecte le plus ordinairement. Dans les circonstances, cependant, où une prompte issue, artificielle ou non, n'est pas offerte au contenu de l'abcès, celui-ci, fusant supérieurement, peut amener l'inflammation de la loge iliaque supérieure, car à ce niveau on sait que l'aponévrose, réduite à une simple toile celluleuse, est dépourvue de toute efficacité.

Le plus ordinairement, les effets de voisinage du phlegmon se bornent à une inflammation superficielle du muscle dont le résultat le plus appréciable est sa rétraction spasmodique, cause première de l'attitude que garde instinctivement le patient.

(1) Leudet. *Arch. de Médecine.*
(2) *Bullet. Soc. Anat.*, 1849.
(3) *Zeitsch. für rationn. Med.*, 1854.
(4) Gendron. Th. Paris, 1883.

La thrombose de la veine iliaque, de la veine fémorale ou d'un autre rameau est une complication possible : on en trouve quelques exemples dans la littérature médicale. Aufrecht (1), après avoir rapporté un cas de thrombose de la veine mésentérique supérieure, donne une statistique de 6 cas de thrombose sur 67 cas de pérityphlite.

C'est par un trouble de cette espèce que l'on doit expliquer cette particularité plusieurs fois notée d'un œdème persistant du membre inférieur.

Parmi les autres complications de la pérityphlite, on peut citer encore les *hernies* consécutives à l'incision ou à l'ouverture spontanée. Blandin en a cité un cas, M. A. Desprès (2) un autre, et Grisolle rapporte un exemple d'*éventration*.

Enfin, la *péritonite localisée*, suite de pérityphlite, peut déterminer, par les adhérences qu'elle entraîne, des désordres dans le fonctionnement de l'intestin. Tel est le cas cité par Leudet (Obs. XII, p. 324) d'un homme de 51 ans qui mourut d'étranglement interne par suite de brides cicatricielles venant elles-mêmes d'une pérityphlite guérie deux ans auparavant.

Mais la complication la plus à redouter est sans contredit la *péritonite généralisée*. Elle se présente dans le 1/5 des cas environ et on s'étonne même, quand on voit les rapports du cœcum et de l'appendice avec le péritoine qui les enveloppe presque entièrement, que cette terminaison ne soit pas plus fréquente. Elle se rencontre surtout dans les perforations de l'appendice, où elle se

(1) Aufrecht. *Schmitt's Patholog. Mitteil.*, 241-242.
(2) Desprès. *Dict. Jaccoud.*

présente, suivant Leudet, plus souvent que la péritonite circonscrite. Il suffit pour cela que la perforation de l'appendice ou sa gangrène soit trop rapide ; le péritoine n'aura pas le temps de former une barrière par l'adhérence de ses deux feuillets et sera envahi dans sa totalité.

Dans d'autres cas le pus de la pérityphlite arrive à ulcérer la paroi péritonéale et fait irruption dans la grande cavité. Enfin, le simple voisinage d'une vaste nappe purulente peut quelquefois la déterminer.

Dans le premier cas elle s'annonce dès les premiers moments. Une douleur déchirante dans la région cœcale ouvre la scène, qui bientôt se généralise à l'abdomen entier. Celui-ci se ballonne, la face se grippe, le pouls devient imperceptible, la température s'abaisse et la mort survient rapidement. Dans le second cas c'est vers le 8° ou 10° jour que se montrent les accidents, débutant de la même manière et ayant même terminaison.

CHAPITRE VII

Pronostic

En général la pérityphlite est une maladie *grave.* A part les cas, en effet, où l'inflammation ne dépasse que légèrement l'épaisseur des tuniques intestinales et qui ne sont, à proprement parler, que des typhlites plus violentes que les autres, le tissu cellulaire péricœcal, une fois atteint, on conçoit qu'il soit plus exposé que tout autre phlegmon à l'infection, en raison du voisinage de l'intestin.

C'est cette imminence de la suppuration qui fait la gravité de la pérityphlite vraie, même dès les premiers accidents.

Mais encore dans ces pérityphlites à leur début il importe d'établir des distinctions. Il est clair, par exemple, que la pérityphlite consécutive à une typhlite sera moins à redouter que celle qui aura pour origine un traumatisme. L'inflammation de voisinage amenée par la maladie du cœcum n'est pas d'ordinaire de grande intensité, ni surtout de longue durée ; elle suppure rarement ; au bout d'un temps variable, mais qui, en général, ne dépasse pas 15 jours, tout rentre dans l'ordre.

La suppuration aggrave singulièrement le pronostic,

la possibilité d'une ouverture dans le péritoine étant toujours à craindre. A ce propos, la marche plus ou moins lente des accidents donne lieu à des présomptions intéressantes.

Si la maladie évolue lentement, on peut espérer la production de fausses membranes qui seront un obstacle à l'envahissement du péritoine. Si la marche est rapide, cet obstacle n'aura pas le temps de se former. En quelques jours donc on est fixé.

La pérityphlite, suite de perforation du cœcum ou, plus souvent, de l'appendice, a longtemps été considérée comme mortelle (Jacobson, Lewis). On est revenu ces dernières années sur cette opinion trop exclusive. M. With a même produit une statistique de 8 cas avec 8 guérisons. (1)

La mort, quand elle survient, est généralement rapide.

Fitz indique pendant la 1re semaine 56 %, pendant la 2e semaine 31 %, puis à partir de ce moment les décès sont de plus en plus rares, jusqu'à la 8e semaine. En précisant davantage, il arrive même à donner pour les cinq premiers jours 35 %.

Sa statistique est du reste des plus intéressantes, (étant donné le grand nombre des cas signalés), quant aux proportions relatives des résolutions et des cas de suppuration.

Sur 180 cas il eut :

58 résolutions
33 évacuations spontanées
89 opérations

soit 122 suppurations.

(1) On eut la preuve de l'exactitude du diagnostic par un des malades qui succomba trois ans plus tard à une autre maladie.

Le nombre des résolutions serait donc celui que nous avons donné plus haut : il égalerait le tiers des cas.

Sands (1), sur 26 cas, avait :

Résolutions.........	10
Suppurations........	16

sur lesquelles 3 évacuations spontanées.

Ailleurs il donne encore sur 20 cas :

Résolutions..............		7
Évacuations spontanées..	2	13
Suppurés............ ...	11	

ce qui confirme notre précédente proportion.

Le taux de la mortalité dans les cas de suppuration est difficile à établir. Giemssen et Kusmaul (2) relatent sur 79 cas 9 morts, mais il n'est pas dit que les pérityphlites soient toutes abcédées.

Grisolle jadis avait donné 20 morts sur 73. Les abcès stercoraux surtout lui paraissaient graves (5 morts sur 7). C'était l'opinion de Chassaignac. Enfin *un sixième* était mort de péritonite. L'expectation étant de rigueur à cette époque, le chiffre ne saurait étonner.

Aujourd'hui la méthode de traitement par l'*incision précoce* que nous exposerons plus loin a notablement diminué, hâtons-nous de le dire, la proportion des cas de mort (3).

(1) *New-York Surg. Society*, 1880.

(2) *Annales de l'Hôp. de Munich*, 1877.

(3) Le Dr Noyes, sur 100 cas de pérityphlites suppurées où il intervint, a obtenu 84 guérisons.

Le Dr Buck, sur 13 cas analogues, a eu 13 guérisons.

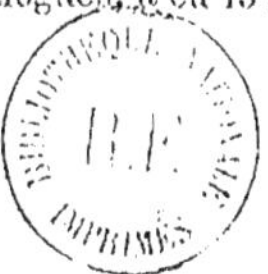

Quant au pronostic touchant les diverses, terminaisons spontanées de l'abcès pérityphlitique : l'ouverture dans le cœcum est favorable en général ; elle l'est surtout quand l'abcès se vide brusquement, car on peut supposer alors que l'ouverture est large, et que, par suite, le drainage se fait dans de bonnes conditions ; dans le cas contraire cet orifice, impossible à surveiller, permet à l'abcès de se reformer de nouveau, d'où la possibilité des fusées pouvant amener les plus grands dégâts.

Grisolle, de toutes les ouvertures, préférait le vagin en raison de sa situation déclive et cependant sur 10 cas de ce genre Dance signale 2 morts.

L'ouverture à la peau est moins à souhaiter que dans le cœcum ; M. Paulier a eu 2 morts sur 7 dans le premier de ces cas contre 1 sur 12 dans le second. Il faut d'ailleurs redouter la formation de fistules. M. Blin, dans sa thèse, sur 72 cas rapportés, en note 18 ayant eu pour point de départ une pérityphlite.

L'ouverture à la vessie est grave en raison des accidents qu'elle détermine. Enfin, en thèse générale, le pronostic est toujours aggravé par la production d'une ouverture secondaire quand il en existe déjà une précédemment.

La possibilité des *rechutes* aggrave encore le pronostic de l'affection. Toute personne atteinte de pérityphlite est exposée aux récidives et cette prédisposition ne fait que croître avec le nombre de ces dernières.

Quant au pronostic de la récidive elle-même nous le considérons comme devant être réservé, car, comme nous l'avons déjà dit, dans bien des cas la récidive est l'indice de la présence d'un corps étranger, lequel, tant qu'il n'aura pas été extrait, expose le patient aux dangers de la perforation et de ses suites.

Enfin le pronostic dépend de *l'état général* du sujet. Peu de maladies affaiblissent autant que la pérityphlite. Si l'on a affaire à un typhique, à un tuberculeux, outre la gravité tirée de l'étiologie, spéciale en ce cas, du phlegmon, il est à redouter que le malade ne puisse faire les frais d'une affection toujours longue.

CHAPITRE VIII

Diagnostic

Il semble, après l'énumération des symptômes de la pérityphlite et l'examen de ses différentes formes, que le diagnostic d'une affection de ce genre soit chose facile. Cela est vrai pour le plus grand nombre des cas ; cependant, dans des circonstances malheureusement encore trop fréquentes, l'importance anormale que vient prendre tel ou tel symptôme, la prépondérance qu'il acquiert au milieu des phénomènes qui se succèdent, tout cela joint, bien souvent, à la coïncidence de causes et d'effets communs à plusieurs affections, est une source de méprises. De là la nécessité d'un chapitre de diagnostic différentiel.

Le diagnostic, ici, doit porter sur plusieurs points. On doit distinguer la pérityphlite de toute affection plus ou moins analogue ; on doit en déterminer la *cause* et en dernier lieu les *complications*.

Le diagnostic des complications rentre dans la pathologie générale : il nous suffit d'avoir mentionné précédemment les principales.

Quant au diagnostic différentiel proprement dit, il doit être fait avec la *coprostase*, la *psoïte*, certaines affections du rein telles que le *déplacement du rein* et le *phlegmon périnéphritique*, le *cancer du cæcum*, la *coxalgie*, l'*étranglement interne*, les *abcès de la paroi*, l'*ovarite*, la *péritonite*, la *hernie étranglée*, etc.

Dans la *coprostase*, la tumeur est dure, bosselée, irrégulière; de plus, elle est indolente et se modifie dans sa forme spontanément ou sous l'influence des purgatifs. Enfin, la fièvre manque.

On peut surtout confondre la pérityphlite avec une *psoïtis*. Dans cette dernière affection cependant le début est différent; il n'y a pas de troubles digestifs, pas de tumeur proprement dite, mais plutôt un empâtement profond, rénitent, de forme allongée, dont on ne peut pas toujours bien préciser le siège. Plus tard, avec des frissons irréguliers, des sueurs, le pus se forme dans la gaîne; il dépasse quelquefois l'arcade, mais à l'inverse de ce qui se passe dans la pérityphlite, il n'a aucune tendance à devenir superficiel. Sa douleur a son maximum dans la région lombaire; elle est exaspérée par la marche et les mouvements du tronc, mais peu par la pression. Quant à la flexion de la cuisse sur le bassin et à la résistance que l'on éprouve à la vaincre, signes que Ferrus (1) attribuait, comme caractères exclusivement propres, à la psoïte, nous croyons qu'ils n'ont pas la valeur séméiologique qu'on leur a longtemps attribuée. Un grand nombre de malades, en effet, atteints de pérityphlite reconnue à l'autopsie, tiennent le membre fléchi sur le bassin, guidés qu'ils sont par l'expérience qui leur enseigne que dans cette position les

(1) Ferrus. Dict. en 60 vol.

souffrances sont moindres. Enfin, ce signe peut manquer même dans le cas de psoïte véritable, comme en témoigne la 5e observation de Grisolle, dans laquelle la flexion n'existait pas et où cependant le psoas était presque complètement détruit.

Dans le *phlegmon périnéphritique*, la tumeur est originaire de la région lombaire ; de plus c'est aux lombes que les signes en sont surtout apparents, à l'inverse de ce qui a lieu dans le phlegmon pérityphlitique. Il n'y a pas de troubles intestinaux.

Le *cancer du cœcum* est rare ; il coïncide ordinairement avec le cancer d'autres organes. Son développement est très lent ; la tumeur est en surface. Enfin, les symptômes de sténose de l'intestin sont très marqués et la cachexie lève rapidement les derniers doutes.

La distinction entre une pérityphlite et un *abcès par congestion* est en général facile. Toutefois, dans quelques cas, une coïncidence fortuite entre l'apparition d'une tumeur dans la fosse iliaque et de douleurs rhumatismales fixées sur l'abdomen peut jeter une certaine obscurité sur le diagnostic. Boyer (1) rencontra un cas de ce genre qui le fit longtemps hésiter, et Bérard rapporte deux cas où le doute ne fut levé que par la présence de cicatrices antérieures.

Le diagnostic entre la pérityphlite et la *coxalgie* a peu attiré l'attention. Il est des cas, cependant, où les symptômes de l'inflammation péricœcale ressemblent, à s'y méprendre, à ceux d'une affection coxo-fémorale. C'est ce qu'a mis en évidence, il y a peu de temps encore,

(1) Boyer. *Traité des Malad. chirurg.*, t. I.

le Dr Gibney (1). Ce dernier a rassemblé six cas de pérityphlite chez de jeunes enfants où la douleur dans les mouvements et à la flexion, le genre de claudication, l'attitude du membre malade, joints au mode de production, ont induit en erreur des chirurgiens d'hôpital, au point de leur faire porter le diagnostic de coxalgie ou même, dans un cas, de luxation de la hanche et de les faire soumettre au traitement ordinaire de ses affections; tractions lentes, redressement brusque, etc. Nous reproduisons plus loin un de ces cas véritablement curieux. Le Dr Gibney émet à ce propos l'idée que peut-être nombre de coxalgies qui guérissent rapidement ne sont en réalité que des pérityphlites. Il suffira, croyons-nous, dans beaucoup de cas, d'être prévenu de la possibilité de cette confusion pour l'éviter. Au surplus, une étude méthodique des divers symptômes de la coxalgie lèvera les doutes. Dans la pérityphlite, en effet, si le membre ne peut être étendu, grâce à la rétraction spasmodique des muscles, il peut être fléchi (Gibney) au point même de toucher le ventre. L'adduction est douloureuse, mais l'abduction se fait fortement. Enfin, la présence bien constatée d'une tuméfaction dans la fosse iliaque entraînera la conviction.

Grisolle niait qu'on put avoir à faire le diagnostic différentiel de l'*étranglement interne* et de la pérityphlite. Nous avons vu cependant que, par le fait des symptômes d'occlusion que présente cette dernière, la confusion est possible. La différenciation présente les plus grandes difficultés et peut demeurer impossible. On a donné

(1) Gybney. *American Journal of the médic. Science*, 1881.

comme signe important la nature des vomissements : dans l'iléus ils sont *fécaloïdes*, ce qui ne s'observe jamais dans la pérityphlite.

Dans l'*invagination* la difficulté est plus grande encore, si la tumeur se produit dans la région iléo-cœcale. Mais on se souviendra que la diarrhée précède ordinairement les accidents, que les selles, non entièrement supprimées, renferment en grande quantité des mucosités sanguinolentes. Enfin la douleur siège le plus souvent à gauche de l'ombilic.

La question de savoir si une tumeur phlegmoneuse péricœcale quelconque est ou non sous la dépendance du cœcum est souvent difficile à résoudre. Cependant les commémoratifs seront d'une grande utilité : l'état puerpéral, la présence d'inflammations voisines, l'existence de plaies, d'excoriations au membre inférieur ou aux parties génitales. M. Blatin avait proposé le *lavement abondant*, lavement d'eau pure destiné à remplir le gros intestin en totalité, d'où une différenciation plus aisée ; enfin il invoquait la résolution, *ordinaire* dans la pérityphlite, *rare* dans les autres phlegmons. Cette recherche a, suivant nous, une importance secondaire puisque la conduite à tenir est en tout cas la même.

La distinction de la pérityphlite d'avec l'*ovarite* est quelquefois des plus malaisées. Douleur dans la fosse iliaque, tumeur, péritonisme, fièvre même, presque tous les symptômes se retrouvent identiquement dans les deux cas. La difficulté est plus grande encore chez les enfants ou les vierges, où l'examen est incomplet et où la pérityphlite est si fréquente. « J'ai vu, dit M. Mohamed (1), plusieurs cas semblables chez des petites fille-

(1) *Retrospect.*, 1885.

qui toutes guérirent; leurs affections étaient tenues pour des pérityphlites et même maintenant je ne suis pas convaincu de l'exactitude du diagnostic. »

M. Erskine-Stuart (1) rapporte un cas analogue où le diagnostic d'ovarite ne fut abandonné que tout à fait à la fin de la maladie. Il est cependant un certain nombre de signes qui permettent de faire un diagnostic plus précis. La tumeur, dans l'ovarite, est allongée obliquement, petite, mobile; de plus elle est située plus bas que celle de la pérityphlite et par le toucher vaginal uni au palper abdominal on peut la sentir rouler sous le doigt.

La *tuberculose du cœcum* et la pérityphlite sont presque impossibles à différencier, si on n'est pas guidé par la coïncidence d'autres tuberculoses. On sait d'ailleurs que la seconde est fréquemment produite par la première.

La *colique hépatique* ou la *colique néphrétique* ne peuvent occasionner de confusion que tout à fait au commencement, dans les formes de pérityphlite à début soudain, quand la douleur, unie à la tension abdominale, s'irradie, soit dans l'épaule droite, soit du côté des organes génitaux.

Dans les *abcès du rein*, outre le siège plus élevé de la tumeur, il n'y a pas de troubles digestifs. Si l'organe est déplacé la difficulté est un peu plus grande mais l'examen des urines lèvera tous les doutes.

Le *rein flottant* a pu, dans plusieurs circonstances, occasionner des méprises. Téallier en cite 3 observations.

(1) Erskine-Stuart. *Edinburgh Med. Journal*, 1879.

Il semble que la forme de la tumeur et ses caractères soient des signes suffisants.

Le *phlegmon des parois abdominales* peut, quand il siège au niveau de la fosse iliaque droite, donner lieu à un diagnostic différentiel, surtout quand, par le fait de la douleur, l'examen est rendu difficile. Tel est le cas d'une observation de M. Bernutz (1) où la tumeur phlegmoneuse allait de un travers de doigt au-dessus du ligament de Fallope jusqu'au-dessous de l'ombilic et transversalement, de la limite externe du muscle droit à trois travers de doigt de la crête iliaque. Les signes différentiels seront surtout, dans le phlegmon de la paroi, la tumeur et la douleur, « superficielle, dans la paroi même, » le manque de sonorité, enfin l'ouverture plus précoce.

Dans la *péritonite chronique* d'origine non typhlitique, il n'y a pas de troubles digestifs ; la douleur, vive et pongitive, est un peu différente. La tumeur est élastique, moins dure ; il faut savoir d'ailleurs que le diagnostic dans ces cas, surtout quand la péritonite est d'origine pelvienne, est quelquefois entouré de très grandes difficultés.

On trouve dans la thèse de M. Blatin (2) un cas curieux où une pérityphlite ayant pris un développement énorme put être confondue avec un *kyste hydatique* du foie ; mais, comme le dit l'auteur, il est peu probable qu'on ait souvent lieu d'être exposé à pareille méprise.

Aussi bien les affections les plus diverses ont pu être prises pour des pérityphlites ou réciproquement.

(1) Bernutz. *Archives de Médecine*, 1850.

(2) Blatin. Obs. VII.

Nous avons parlé des cas où, chez les enfants, la pérityphlite simulait la coxalgie. Grisolle rapporte un cas où un *ostéosarcome* donnait prise au doute, et on peut lire dans Dupuytren (1) un cas de phlegmon de la fosse iliaque, qui n'était autre qu'une tumeur formée par le foie. De même quand on observe au début une tumeur douloureuse située dans la région inguinale, et qu'il se produit en même temps des phénomènes d'occlusion, on peut croire à l'existence d'une *hernie*. Maclaren (2) cite le cas d'un homme chez lequel une pérityphlite fut prise pour hernie inguinale et Roser (3) raconte l'histoire d'une femme que l'on opéra pour une hernie crurale étranglée, laquelle n'était qu'une pérityphlite. Une de nos observations a trait à un cas analogue.

Maunder a signalé la confusion possible avec un *kyste de l'ovaire* au début, et Kraussold (4) avec une *paramétrite*. Enfin on devra songer, dans une exploration, à la présence possible de ganglions mésentériques malades, tuberculeux ou autres ; chez les enfants on devra prévoir leur calcification.

Pour les affections abdominales, le diagnostic ne doit guère être fait qu'avec *l'entérite aiguë* et la *typhlite*.

Dans *l'entérite aiguë*, les douleurs abdominales du début sont vives ; il y a des nausées, des vomissements, une fièvre intense. Mais les douleurs abdominales sont plus profondes, moins cruellement exaspérées par la pression ; elles paraissent avoir exclusivement pour siège

(1) Dupuytren. *Leçons orales*, t. II, p. 348.

(2) Maclaren. *Edinburgh Med. Journal*, 1861.

(3) *Zur Laparotomie beim ileus*. Prof. Roser.

(4) Kraussold. *Uber die Krankheiten des proc. vermif. etc.* (Sammlung Klin. Vorträge).

l'intestin même, tandis que dans la pérityphlite les coliques viennent se surajouter à la douleur continue et aux élancements qui se produisent dans la tumeur et la paroi abdominale.

Dans le diagnostic de la *typhlite* et de la pérityphlite on se fondera sur l'existence des frissons au début de la typhlite et surtout sur les caractères de la tumeur : irrégulière, rénitente, immobile dans la pérityphlite, elle est cylindrique, régulière et mobile transversalement dans la typhlite. Enfin les purgatifs ont une influence réelle sur la forme et le volume de la tumeur dans le cas de typhlite et sont sans influence dans les cas de pérityphlite.

En ce qui concerne la forme de l'inflammation : *Paratyphlite* ou *pérityphlite*, la première représentant une inflammation limitée à l'enveloppe péritonéale du cœcum, la seconde caractérisant celle du tissu cellulaire recto-péritonéal et rétrocœcal, les deux inflammations étant le plus souvent associées, on pourra, dans beaucoup de cas, avoir les plus grandes difficultés. La prédominance de quelques symptômes tels que la sensation de pesanteur le long du membre inférieur droit, la flexion de la cuisse, les fourmillements et l'engourdissement, quelquefois la parésie de ce même membre, la rétraction du testicule, le thrombose résultant de la compression exercée sur la veine iliaque, montrent que le tissu cellulaire rétro-cœcal est affecté, mais ces symptômes n'impliquent pas la limitation de la maladie à cette région, et chez le plus grand nombre, comme le font pressentir les symptômes et comme le prouve l'autopsie, l'enveloppe péritonéale du cœcum et de l'appendice participe, avec les parties voisines, à l'inflammation.

Toutefois, quelques signes seront une présomption en faveur d'une pérityphlite péritonéale : la douleur plus superficielle, la sensibilité exagérée à la moindre pression, la tension très étendue et très accentuée de l'abdomen, la fièvre à type d'ordinaire rémittent, qui, dans les cas prolongés, peut prendre la forme hectique.

Quant aux caractères de la tumeur, si elle est intra-péritonéale on la sent plus globuleuse, plus mobile, plus superficielle, elle s'accompagne moins de phénomènes de compression et quand elle a un certain volume elle se porte vers le bassin et est alors accessible au toucher.

Si elle est sous-péritonéale, elle occupe plus exactement la fosse iliaque ; elle ne se dirige pas vers le bassin, est plus profonde, moins circonscrite. Les phénomènes de compression sont marqués.

Au reste, l'absence de diagnostic précis n'a pas grande importance, la conduite à tenir étant toujours la même.

Pour le *diagnostic de la cause*, dans la pérityphlite suite de typhlite on peut s'appuyer sur les troubles digestifs prodromiques de cette dernière, la forme de sa tumeur, la lenteur plus grande de l'évolution, la tendance à la résolution. Ou encore, quand le début a lieu brusquement, elle est causée par l'impression du froid, un effort ou quelque traumatisme.

Quand la pérityphlite relève d'une perforation, il n'y a pas de phénomènes préparatoires, le début se fait par une douleur qui resssemble beaucoup à celle de la péritonite vraie ; les symptômes de cette dernière, outre la douleur, les nausées, les vomissements, les caractères du pouls, la fièvre, sont très accusés. Enfin, dans un certain nombre de cas, on relève dans les antécédents, l'ingestion d'un corps étranger qui lève les doutes.

Pour ce qui est du siège de la perforation, le diagnostic est impossible, les caractères de la perforation du cœcum et de l'appendice étant identiques. Toutefois, en raison de leur fréquence, incomparablement plus grande, les présomptions seront pour une perforation de l'appendice.

CHAPITRE IX

Traitement

Le traitement préventif de la pérityphlite consiste, d'une manière générale, à éviter les écarts de régime que nous avons vu en être des causes assez fréquentes. Mais l'indication la plus nette a trait au traitement de la constipation habituelle qui est l'origine principale de la typhlite, laquelle engendre si souvent la pérityphlite. A ce propos, on doit se souvenir que les purgatifs trop énergiques et leur emploi immodéré ont été signalés, à maintes reprises, comme ayant amené, à titre secondaire, la phlegmasie péricœcale : par suite, leur emploi devra être surveillé dans l'entérite et surtout la typhlite. *Primo non nocere.....*

Le traitement proprement dit de la pérityphlite est loin d'être le même dans tous les cas : il varie, au contraire, suivant les circonstances les plus diverses : les causes, les symptômes, les caractères de l'inflammation, son siège exact, etc.

Il convient à ce sujet de reprendre la division de la maladie et ses formes cliniques.

Dans la première forme : *pérityphlite simple*, bénigne,

où l'élément typhlite joue un rôle souvent égal à celui de l'inflammation phlegmoneuse secondaire, et qui relève de causes banales, comme le froid, l'entérite, un traumatisme.... la résolution est la terminaison vers laquelle l'affection tend naturellement.

Le traitement doit se borner simplement à favoriser cette tendance. On y parvient facilement par le repos au lit, les cataplasmes ou les compresses froides et les purgatifs légers. Ceux-ci sont plus particulièrement indiqués encore quand la cause primitive est l'*engouement stercoral.*

Dans certains cas, cependant, à allure plus grave, un traitement plus énergique devra être institué : on aura recours aux émissions sanguines (au moyen de sangsues, surtout chez les gens robustes), à l'emploi de la glace, et la diète sera ordonnée. Mais, dans ces cas, les purgatifs ne devront pas être longtemps continués, et on devra se souvenir que la péritonite, à un degré quelconque, accompagne presque toujours la pérityphlite. Si donc la participation du péritoine est reconnue, par l'arrivée des vomissements et la présence de cet état particulier qu'on a appelé « péritonisme », si la douleur se fait sentir à la pression, les purgatifs seront immédiatement suspendus et l'opium fera la base du traitement interne qui sera suivi jusqu'à cessation (1) complète de tout accident.

L'emploi des purgatifs est, du reste, très controversé.

Depuis quelques années, en effet, une sorte de réaction se produit contre l'usage de ces agents, autrefois si vivement recommandés dans les affections douloureuses de l'intestin, accompagnées de constipation. L'opium

(1) With. *Loco citato.*

seul, déjà préconisé par Stokes et par Graves, leur est actuellement opposé (With, Gairdner, Fagge (1), Sands (2), Monti (3), etc.)

Le professeur Biermer (4) établit que le repos de l'intestin inflammé est identique à celui d'un membre fracturé et d'une égale nécessité. Le traitement évacuant doit être réservé à quelques affections seulement, bien déterminées : la dysentérie, la constipation simple, etc. Les narcotiques, dit-il, toutes les fois qu'il y a sensibilité intestinale, remplissent l'indication du symptôme et ne nuisent jamais. Quant aux purgatifs, aux lavements et en général à tout ce qui met obstacle au repos de l'intestin, il les repousse absolument.

Fagge (5) n'a jamais vu de terminaison fatale dans le cas de complication de péritonite aiguë après ulcérations de l'appendice si des purgatifs n'étaient pas administrés, et With, sur 29 cas, en cite 5 où la maladie s'aggrava ou bien où il survint des récidives par le simple emploi des purgatifs ou parce que les malades s'étaient levés.

Cet exclusivisme, à l'égard des évacuants dans le traitement de la pérityphlite, bien qu'acceptable pour le plus grand nombre des cas, est certainement exagéré. Il serait aussi déraisonnable, croyons-nous, de traiter chaque pérityphlite par des lavements ou des purgatifs que de les écarter en principe et n'appliquer exclusivement

(1) Fagge. *Guys' hosp.* 1877.

(2) Monti. *Archiv. fürs Kinderheilkunde*, 1886.

(3) Sands. *Boston Médical.*

(4) Biermer. *Traitement sédatif de la Pérityphlite et de l'Iléus. Breslauer Aerstlicher Zeitschrift*, 1879.

(5) Fagge. *Guy's hosp.* 1877.

qu'un traitement par les opiacés. Il est indiqué, en effet, dans certaines catégories de cas où l'inflammation est causée par le contact des matières (engouement stercoral), de débarrasser au plus tôt l'intestin des matières accumulées, afin de permettre au catarrhe de cesser et de donner aux ulcérations commençantes la possibilité de se réparer. Mais ce traitement, *limité au début seulement* des accidents, et quand la constipation est très opiniâtre, est subordonné à la connaissance aussi exacte que possible de la cause présumée et des antécédents : quand la maladie a été précédée d'alternatives dans le flux des matières, quand surtout la constipation, remontant à une date déjà ancienne, est le symptôme dominant. Il doit cesser dès que la douleur apparaît, vive et bien localisée. Volz, de Carlsruhe, va plus loin : il veut qu'on suspende tout traitement de ce genre à l'apparition de la moindre douleur cœcale qui, dit-il, peut être un indice de perforation.

Aussi bien dans la grande majorité des cas de pérityphlite, les purgatifs, même au début, sont dangereux. Si ce dernier est soudain, par exemple, et s'annonce par une douleur aiguë, peu après suivie d'une tumeur, on est en droit de soupçonner l'ulcération et la perforation.

D'autre part le diagnostic d'une concrétion dans l'appendice n'est possible qu'après le début de la pérityphlite, d'où il résulte que les purgatifs qui eussent eu peut-être leur raison d'être, deviennent dangereux, en exaspérant l'inflammation et en tendant à généraliser la péritonite.

On peut craindre encore que l'exagération des mouvements péristaltiques dans un intestin aux parois amincies ne provoque des fissures ou des excoriations légères, points de départ de troubles plus graves : enfin on a à redouter par dessus tout la rupture d'adhérences encore peu solides, dont on comprend l'utilité dans les cas de perforation possible.

Au reste, le plus souvent, l'inflammation du péritoine, le plegmon du tissu cellulaire et la stase stercorale sont tellement rapprochés qu'il est bien difficile de savoir par lequel de ces phénomènes la maladie a commencé.

Pour la pérityphlite due à la typhlite stercorale, le professeur Rüneberg (1), d'Helsingfors, préfère les lavements aux purgatifs : lavements simples qui doivent être très abondants pour produire un effet utile : la raison de cette préférence est que, par le lavement, les mouvements de la masse intestinale sont beaucoup moins accentués que par l'emploi des purgatifs. Le reste du traitement consiste dans l'emploi de l'opium, de la glace, dont il fait grand éloge, et des sangsues. La glace sera continuée aussi longtemps que la douleur ou la fièvre persisteront à un certain degré : elle peut d'ailleurs être appliquée pendant des semaines, pourvu, dit-il, qu'on ait soin de mettre entre la peau et le sac qui la renferme, un linge plié d'une certaine épaisseur.

Au sujet des émissions sanguines, il critique l'emploi des ventouses « qui ne peuvent être appliquées en quantité suffisante sur la partie malade, et qui produisent trop de douleur. »

(1) Rüneberg. *Archiv. fur Kinderheilkunde*, 1886.

M. Hilton Fagge (1), dont la parole fait en Angleterre autorité en la matière, proteste également contre les lavements et les purgatifs : pour ces derniers la proscription est absolue. Les lavements peuvent quelquefois être ordonnés dans les cas de vomissements incoercibles, à seule fin de débarrasser le gros intestin pour permettre ensuite la nutrition au moyen de lavements alimentaires. C'est également l'opinion de Gairdner (2).

Au surplus, tous recommandent, après Volz, de ne pas s'effrayer des phénomènes de narcotisme : les malades atteints de pérityphlite ont une tolérance exceptionnelle. Volz donnait à ses malades (opium) 3 centigr. par heure, ou 6 toutes les deux heures, jusqu'à disparition absolue de toute douleur cœcale à la pression. La constipation ne doit pas inquiéter davantage : With l'a vue durer sans inconvénient pendant 25 jours, Rüneberg pendant un temps à peu près égal. Si, l'inflammation disparue, la constipation continue, alors seulement on usera des purgatifs. Mais, dit Biermer, à ce moment là on remarque généralement la réapparition spontanée des selles.

Les applications de substances médicamenteuses sur l'abdomen ne produisent ordinairement aucune action bien appréciable sur la marche de la résolution ; telle est l'opinion de Rüneberg sur l'onguent mercuriel. Quelques-uns même réprouvent absolument son emploi, affirmant qu'il a, dans l'espèce, une action nuisible. D'après Weber (3), il entraverait la production des adhérences

(1) Hilton Fagge. *Guy's hosp. reports*, 1877.

(2) Gairdner. *Medical Times* 1884.

(3) Weber. *New-York Med. Record*, 1875.

que l'on doit chercher au contraire à favoriser. Au point de vue particulier de la douleur, outre l'opium, sous toutes ses formes, l'extrait de belladone en frictions, préconisé par le Dr Routh (1), a donné souvent de très bons effets.

Les badigeonnages d'iode sont employés de préférence dans la dernière période de la résolution, quand, tout état aigu ayant cessé, on cherche à faire disparaître l'induration qui persiste si longtemps après et qui rend toujours imminent le retour d'une nouvelle poussée.

Le régime consiste en aliments légers, liquides le plus possible, afin d'éviter la formation de matières fécales : S'ils sont donnés sous forme solide, on devra les choisir parmi ceux dont la digestion s'opère dans l'estomac. Si les vomissements trop fréquents sont un obstacle à l'alimentation, on aura recours, à l'exemple de Hilton Fagge, aux lavements alimentaires. Enfin on se rappellera que nulle part l'émaciation n'est plus rapide que dans la pérityphlite, d'où la nécessité d'une surveillance active (2).

Quant aux vomissements ils sont le plus souvent efficacement combattus par l'eau gazeuse et l'ingestion de petits fragments de glace.

L'application immédiate du traitement révulsif, vigoureusement continuée, peut dans beaucoup de cas amener des résultats inattendus. Déjà Grisolle avait remarqué que les émissions sanguines, la glace et les vésica-

(1) Routh. *Med. Soc. of London. Medical Times*, 1871.

(2) Ce fait, jusqu'ici peu indiqué, est remarquable. On peut évaluer en général au 1/6 du poids total la perte subie pendant le cours d'une pérityphlite grave. M. Poncet l'a observé du 1/4.

toires retardaient la suppuration ou même parvenaient à l'empêcher : il fallait pour cela que leur emploi fut immédiat. Bouchut est d'un avis semblable : si l'on intervient rapidement, on peut, suivant lui, éviter la suppuration. Il cite même à ce propos le cas d'une fillette de 11 ans, chez laquelle il arrêta la suppuration au cinquième jour de la maladie, au moment même où elle devenait imminente, uniquemment par l'emploi répété de sangsues. Rüneberg, sur 25 cas, donne 24 guérisons dont 23 avec des signes de péritonite même très avancée, par le seul traitement indiqué précédemment.

Wharton (1) affirme avoir eu, à plusieurs reprises, l'occasion de voir se résoudre complètement par cette médication des phlegmons dans lesquels les symptômes, très graves, faisaient craindre la présence du pus.

Le Dr Pumyea (2), de New-Jersey, rapporte trois cas, tous terminés par résolution, grâce à un traitement exclusivement composé par l'opium et les vésicatoires. D'après son observation propre, de tous les genres de traitement actif, c'est le vésicatoire qui donne les meilleurs effets ; le premier de ses cas, par exemple, a trait à un enfant de 13 ans, chez lequel la résolution survint deux jours après l'application des vésicatoires ; le second se rapporte à une jeune fille qui, outre une tumeur volumineuse, présentait des symptômes généraux graves ; le même traitement amena une guérison rapide ; chez le troisième, un garçon de 14 ans, déjà traité par l'opium et les fomentations, l'amélioration n'apparut qu'après l'application des vésicatoires.

(1) Wharton. *New-York Surgical Society. New-York Med. Record*, 1887.

(2) Pumyea. *In Gybney, loc. cit.*

Enfin le docteur Sands (1), dans un de ses remarquables mémoires sur la question, après avoir insisté sur les bons résultats obtenus par lui au moyen de la méthode révulsive (opium, fomentations, sangsues, vésicatoires), rappelle plusieurs exemples de malades ainsi traités et guéris, chez lesquels les symptômes, d'abord très aigus, s'amendèrent rapidement. « Il est important, dit-il, de « reconnaître les cas qui peuvent se terminer par réso- « lution à cause de cette opinion trop généralement « admise que la pérityphlite, quand elle est établie, doit « forcément suppurer. Si cette solution peut être vraie « dans les maladies dues à la perforation intestinale « avec issue de son contenu dans les tissus, elle est « beaucoup plus rare quand elles sont causées par « l'irritation produite dans le cœcum par des substances « alimentaires dures et indigestes, par une contusion « de l'abdomen ou encore quand elles tiennent à une « de ces causes banales peu définies, auxquelles on ne « saurait refuser quelque influence. Les cas tendant à « la résolution sont moins rares qu'on ne le pense « et le chirurgien doit avoir à la pensée l'idée de cette « solution (2). »

Ajoutons qu'avec ce traitement, dans les pérityphlites de moyenne intensité, la résolution est rapide et survient

(1) Sands. *New-York Medical Record*, 1878. *Annales de la Société anatomique de Brooklyn*, 1886.

(2) Nous ferons remarquer que le Dr Sands, *médecin*, quoique partisan de l'intervention rapide, est beaucoup plus temporisateur que ses collègues. C'est un exemple de plus de la divergence d'opinion qui existe si souvent entre le *médecin*, qui cherche à éluder les traitements sanglants, et le *chirurgien*, toujours plus disposé à les employer de bonne heure.

d'ordinaire à la fin de la première ou au commencement de la seconde semaine.

Pour nous résumer, nous dirons donc que c'est surtout la connaissance de la cause qui doit guider dans le traitement de la pérityphlite, surtout dans l'emploi des purgatifs qui sont réservés à des cas déterminés et dont l'usage sera l'objet d'une surveillance spéciale ; que les vésicatoires sont les remèdes à employer de préférence, comme donnant les meilleurs résultats ; enfin que l'on ne doit jamais, un cas étant donné, désespérer de la résolution et que, par suite, le premier traitement à appliquer est le traitement par les révulsifs, toujours associés à l'opium. Cette conduite doit être suivie jusqu'au moment seulement où se montrent les signes de suppuration.

A la première apparition des signes d'augmentation à l'endroit de la tumeur, à l'aggravation des symptômes, ou à l'augmentation de la fièvre avec frissons et sueurs, les moyens de résolution doivent être abandonnés et on doit favoriser la suppuration.

De même, quand on diagnostique une perforation, on sait que la suppuration s'en suit fatalement : elle doit donc être encouragée par les moyens ordinaires : les applications chaudes, les cataplasmes, en même temps que l'on continue l'emploi de l'opium, et que l'on suit les mêmes règles générales qu'auparavant.

Autrefois, cette méthode de traitement était continuée jusqu'à ce que l'abcès, augmentant peu à peu, fit saillie au dehors et s'ouvrit quelque part une issue. L'incertitude était grande quant aux moyens à employer.

On trouve dans un article de Corbin (1), juillet 1830, une

(1) Corbin. *Gazette Médicale de Paris*, 1830.

idée des tergiversations anciennes. La conduite, disait-il, est fort embarrassante. Si on ne donne pas issue au pus, on lui permet de s'étendre et de former de vastes foyers dont le recollement sera très difficile et dont la suppuration sera proportionnelle à la surface, si l'on incise, l'accès de l'air dans le foyer est presque toujours nuisible. « Le meilleur parti, ajoutait-il, est de se borner à une ponction étroite et de la pratiquer de bonne heure, aussitôt que le diagnostic cesse d'être incertain et que l'on a reconnu la fluctuation. »

Dance et Baglivi ayant eu l'occasion à plusieurs reprises de constater des guérisons par l'ouverture spontanée dans le cœcum, affirmaient que c'était là la meilleure terminaison et que l'on devait se borner à l'expectation.

C'était aussi l'opinion de Dupuytren, mais Grisolle avait remarqué que deux fois sur dix, en moyenne, lorsque l'ouverture à l'intérieur du cœcum se produisait, il y avait terminaison fatale et que cette évacuation du pus par les voies naturelles était souvent suivie elle-même de l'ouverture en dehors et de la mort. Il préférait l'incision qu'il ne jugeait pas plus nuisible et qui, du moins, évitait des délabrements considérables.

Velpeau recommandait également l'ouverture aussitôt que possible. Ce qu'il redoutait surtout dans l'opération, c'était la pénétration dans le péritoine et l'ouverture de l'artère épigastrique au moment de l'incision.

Actuellement, la crainte qu'éprouvaient autrefois ces chirurgiens de l'entrée de l'air dans le foyer, a considérablement diminué. Si la suppuration existe, il n'y a pas de doute sur la conduite à tenir : il faut ouvrir : *ubi pus*, *ibi evacua*, il y aurait crime à hésiter. La chose est d'ailleurs facile à exécuter, car quand la fluctuation arrive à se faire sentir, le péritoine est refoulé par le liquide ou bien la portion de la séreuse qui sépare l'abcès de la paroi abdominale est oblitérée, la paroi antérieure de l'abcès fait corps avec elle et on ne court aucunement le risque de pénétrer dans la grande cavité péritonéale : on n'a qu'à inciser d'un coup de bistouri la partie proéminente de la tumeur.

Malheureusement le pus, quand il existe, n'est pas toujours facile à constater, bien au contraire (4 fois sur 11 Sands) : le météorisme d'une part, la douleur de l'autre, joints aux caractères spéciaux de la tumeur : induration très étendue et accentuée sur le pourtour de la poche, infiltration des parois abdominales à son niveau, et surtout, situation de l'abcès sous des plans musculo-aponévrotiques fortement tendus, tout cela constitue des obstacles souvent insurmontables au diagnostic de l'existence du pus. La fluctuation, à part quelques cas très rares, n'est manifeste, on le conçoit, que quand les plans aponévrotiques et musculaires ont été envahis et détruits, surtout le *fascia transversalis*. Le pus est alors presque sous-cutané, mais alors, et sans qu'il ait besoin pour cela qu'il soit abondant, il a eu le temps de produire les désordres que redoutait tant Corbin. Dans le temps qui s'écoule entre le premier moment de la formation du pus et celui où il devient manifeste à l'extérieur, il peut fuser de tous côtés : dans le bassin, autour de la vessie, dans les ligaments larges, dans la cuisse ou bien en haut, comme nous en avons cité plusieurs exemples, à travers le diaphragme, vers la poitrine. Il peut occasionner des abcès de foie par pyléphlébite (chose trop fréquente), il peut par conséquent amener la pyohémie ; il entretient une température élevée qui épuise le malade et si même, terminaison relativement heureuse, il s'ouvre un passage dans un organe creux, intestin ou vessie, le malade, par la prolongation de la suppuration, peut succomber à la fièvre hectique ou à des lésions des reins. Enfin, terminaison toujours imminente et redoutable, par l'action dissolvante qu'il exerce sur les tissus, il a tout le temps de détruire les adhérences qui le séparent du péritoine, d'où une péritonite immédiatement mortelle.

Ajoutons que si attendre la fluctuation c'est attendre que le *fascia transversalis* soit perforé, c'est permettre aussi au pus de se répandre très loin, dans la paroi abdominale même, les autopsies ayant fréquemment démontré la tendance de ce liquide à fuser plus ou moins loin au-dessus du fascia, dans les couches intermusculaires.

Il y a donc un intérêt puissant à donner issue au pus dès qu'il existe et on ne doit pas attendre, comme le disait Dance, qu'il se dirige vers le cœcum, ou, comme Grisolle le préférait, vers la peau. Il faut se dire que s'il peut se diriger de ces côtés il peut aussi se tourner vers d'autres issues beaucoup moins favorables, et qu'il importe de l'en détourner. Malheureusement nous ne possédons aucun signe certain de l'existence du pus et dans le doute l'hésitation à intervenir est toute naturelle.

Depuis quelques années, frappés par ces considérations et par les statistiques si défavorables des cas de non intervention ou d'intervention tardive (ce qui en l'espèce est aussi fâcheux), les chirurgiens, préoccupés avant tout de ne pas laisser le pus un seul instant, ont proposé et mis en pratique une méthode nouvelle de traitement qui consiste essentiellement à ouvrir dès que le pus est présumé exister d'après les symptômes qui accompagnent ordinairement sa formation.

Si en suivant les progrès d'une pérityphlite on observe de la matité et une induration marquée dans la fosse iliaque droite, ou si, après avoir constaté de la matité à la percussion de la tumeur on a de la sonorité, si on remarque une élévation persistante de la température avec accompagnement de frissons et de sueurs, ou (symptôme très important) de l'œdème localisé de la paroi abdominale, si la douleur en un point est exagérée et si ces phénomènes se présentent huit ou dix jours après le commencement de l'attaque (moyenne constatée de l'époque où commence la production du pus), le médecin sera autorisé à faire une incision explorative.

Beaucoup de ces signes malheureusement peuvent faire défaut. Par exemple, la matité peut manquer parce que la collection purulente aura repoussé le colon en avant contre la paroi abdominale (la sonorité que l'on observe peut être due au même déplacement), l'induration peut être très limitée, et, pour toutes les raisons déjà exposées, l'examen très peu complet. Mais l'élévation de la température, avec frissons et sueurs existe toujours et avec ceci, à défaut de tous les signes précédents ou avec la coexistence d'un quelconque d'entre eux, une incision faite dans ces conditions donnera toujours raison à l'opérateur.

Le traitement des abcès pérityphlitiques par l'*incision*

précoce est d'origine anglaise. C'est le Dr Hancock (1) de Londres qui a le premier pratiqué l'opération. En 1848, il publia l'observation d'une femme de 30 ans qui présentait de la constipation habituelle, et qui fut prise d'une douleur atroce dans la fosse iliaque à la suite d'une séance d'équitation. Elle fut d'abord traitée par les opiacés et les cataplasmes, puis, l'état général devenant tout à fait grave « air anxieux, nez pincé, pouls filiforme, vomissements, langue brune, pas de sommeil, peau froide et rugueuse, frissons répétés », Hancock proposa et fit l'opération le 14e jour, sans avoir pu, au préalable, trouver de fluctuation. Il donna issue à une grande quantité de sérosité louche mêlée de bulles d'air, et contenant des flocons fibrineux et des fausses membranes, puis quelques jours après à un petit calcul stercoral. La malade guérit.

Cette publication fut peu remarquée. En 1867, Villard Parker (2) attira de nouveau l'attention sur la méthode, que lui-même pratiquait avec succès depuis l'année 1843, c'est-à-dire avant la communication d'Hancock (*).

Depuis la mémoire de Parker qui fixa les règles et le mode d'opérer, ce procédé a été introduit dans la pratique où il a d'ailleurs diminué beaucoup la mortalité.

En 1872, le Dr Bull (3) présentait 67 cas d'abcès péri-

(1) Hancock. *London Medical Gazette*, septembre 1848.

(2) V. Parker. *New-York Med. Record*, 1867.

(3) Bull. *New-York Med. Journal*, 1875.

(*) D'après les dates des opérations, 1843 pour Parker et 1848 pour Hancock, Parker serait donc l'inventeur de la méthode : les Américains revendiquent jalousement pour lui la priorité.

Cependant nous trouvons dans le *Mémoire* de Bull l'analyse succincte d'une opération faite au siècle dernier par Bourienne et qui est de tout point l'analogue de celle de Parker.

typhlitiques traités par cette opération. Les décès étaient au nombre de 33, soit une mortalité approximative de 50 % ; trois ans plus tard il communiquait 6 nouveaux cas avec 5 guérisons, et depuis, le nombre des succès enregistrés en Angleterre, en Amérique et même en Allemagne n'a fait qu'augmenter.

Un mémoire de Gordon Buck (1) publié en 1874 et réimprimé en 1876, relate 15 cas opérés et guéris.

Sands (2), en 1880, publia 26 cas de pérityphlite dont 24 guérisons. Dans le nombre 11 ont été opérés et guéris sur lesquels la fluctuation a manqué 8 fois.

Depuis lors la méthode se généralisa : en 1882 le Dr Noyes a donné une statistique de 100 cas sur lesquels la mortalité n'était que de *quinze. (Transac. of the Rhode-Island, Med. Soc.* 1882) et depuis cette époque, c'est à chaque instant que l'on trouve dans les journaux ou revues scientifiques la relation de cas de ce genre.

En France, les chirurgiens paraissent se montrer peu partisans d'une intervention hâtive ; ils attendent des signes moins douteux de suppuration, d'abcès. Les deux observations de M. Poncet sont les seuls cas que nous connaissions à Lyon d'intervention chirurgicale, alors qu'il fallait aller à la recherche d'un phlegmon profond et que l'on ne trouvait aucun signe de fluctuation.

Voici, d'après le plus grand nombre des observations que nous avons dépouillées, le mode opératoire ordinairement employé. Dès que les symptômes locaux et généraux, énumérés plus haut, se font remarquer, dès

(1) G. Buck. *Transact. of the New-York Academy*, 1874 *(Abcess in the lower abdominal cavity and its parietes).*

(2) Sands. *Anatomical and Surg. Society of Brooklyn*, 1880.

(3) **Près de cent.**

que surtout les frissons apparaissent suivis de sueurs et que la fièvre se montre continue ou bien à type remittent ou hectique, une incision de plusieurs centimètres (3 pouces anglais, c'est-à-dire 8-9 centimètres) est faite au-dessus du ligament de Poupart et parallèlement à lui, intéressant la peau et le tissu cellulaire sous-cutané : puis elle est poursuivie couche par couche à travers les tissus jusqu'au moment où l'on rencontre le *fascia transversalis*. Si à ce moment la fluctuation devient évidente, la tumeur est immédiatement ouverte, sinon elle est percée dans différentes directions au moyen d'une aiguille-trocart jusqu'à ce que le siège de l'abcès soit découvert : l'opération est alors complétée au bistouri dans la direction indiquée. Si après trois ou quatre ponctions successives le pus n'est pas trouvé, on se contente de placer simplement un drain dans la plaie et on fait un pansement soigneusement antiseptique. Telle est la marche généralement suivie (Sand, Wharton, etc.) assez simple, comme on le voit.

Les avantages de cette opération, au dire des chirurgiens qui l'ont préconisée, sont incontestables. Si le pus existe au moment où l'on se décide à intervenir, tout est pour le mieux : on ouvre et tout est dit. S'il n'y a pas de pus il n'en résulte aucun inconvénient, car l'incision est toujours utile : elle débride, amène la déplétion locale, calme la douleur, et surtout, en créant sur une partie de la tumeur un point de moindre résistance, elle prépare à l'abcès futur le chemin à suivre. Dans le plus grand nombre des cas, c'est, en effet, ce qui se produit ultérieurement.

En tous cas, ajoutent les partisans de l'opération, et

M. Poncet est de ce nombre, l'intervention n'est jamais nuisible. Avec les pansements antiseptiques tout danger venant de la plaie est écarté et si parfois la suite montre que l'opération aurait pu ne pas être faite, la sécurité qu'elle procure au patient ne saurait que la justifier.

Le tracé de l'incision est variable. C'est le point culminant de la tumeur qui doit guider l'opérateur. Cependant, dans le plus grand nombre de cas, l'incision que l'on pratique pour la ligature de l'iliaque externe, mènera sur le foyer. Cette incision, proposée par Gordon Buck et Mohamed, donne une sécurité absolue. Elle permet, sans ouvrir le péritoine, d'atteindre l'appendice et évite le risque de blesser l'artère épigastrique.

La fixation exacte du moment propice ne peut être faite à l'avance, nous l'avons dit. C'est affaire au chirurgien de la choisir dans chaque cas particulier.

Afin de pouvoir intervenir plus sûrement en temps utile et au point voulu, on a proposé l'emploi de l'aspirateur. Ce moyen, qu'a plus particulièrement préconisé Bull (*Boston Médical*, 1886), a été employé en maintes circonstances. C'est généralement l'instrument de Dieulafoy qui est choisi avec les aiguilles des numéros 2 et 3.

Ces ponctions écartent le plus souvent le risque d'une incision antérieure à l'existence du pus, le chirurgien étant prévenu à chaque instant et pouvant intervenir aussitôt qu'il est nécessaire.

Mais si l'on réfléchit que le pus peut se former à un moment quelconque et en un point quelconque d'une tumeur qui peut être volumineuse, et que la quantité de liquide est, dans les premiers jours, du moins, très faible relativement à l'étendue de la tumeur, le point précis où il se trouve sera très difficile à atteindre et il faudra des ponctions très nombreuses pour avoir une certitude. Or, peu de malades accepteront de se soumettre à une semblable expérimentation, et une incision au bistouri ne sera pas plus dangereuse que des ponctions multiples. Enfin, quand le pus existe, les ponctions sont inutiles, puisqu'il en faut venir toujours à l'ouverture large et profonde. Telles sont les objections que font à l'aspirateur les partisans de *l'incision dans tous les cas*. Ils ajoutent que la ponction est dangereuse : on peut blesser l'intestin et, dans certaines circonstances, quand la collection purulente siège derrière le cœcum, elle est illusoire. De fait, l'intestin a été blessé dans plusieurs circonstances, et, dans un cas notamment, où par bonheur l'aspiration ne fut pas employée, l'aiguille aurait percé l'intestin au moins à quatre reprises (1). Ailleurs, c'est le foie ou le rein qui ont été atteints (2).

Malgré cela, on ne peut nier que l'aspirateur ne soit véritablement utile. C'est au chirurgien à s'en servir avec prudence et modération. Il n'y a, au reste, pas que la paroi antérieure pour parvenir au foyer et, si l'opérateur a des raisons de croire que l'intestin est placé entre la paroi et le phlegmon, il lui reste la ponction par la région lombaire qui est moins dangereuse. Enfin ce danger peut être réduit au minimum si l'on a soin, comme le recommande M. Bull, de réserver cette pratique pour les cas dans lesquels, les symptômes datant déjà de plusieurs jours, il existe une indication positive, la

(1) Homans. *Journal of the Americ. Science*, 1885.
(2) Peabody. *New-York Med. Record*, 1885.

tuméfaction. (Congr. des chirurg. Américains. *Sem. méd.*, 17 octobre 1888).

La région lombaire a même été proposée par plusieurs comme le lieu le plus avantageux pour l'incision. Déjà Dupuytren avait donné issue au pus d'une pérityphlite par cette voie, et Barthélemy de Saumur, en 1841, en avait tracé les règles : incision verticale de 4 à 5 centimètres à 14 ou 15 centimètres en dehors des apophyses épineuses : division couche par couche jusqu'au fascia transversalis, puis incision de ce dernier sur la sonde cannelée et introduction d'une mèche pour l'écoulement du pus (1). Cette idée a été reprise ces dernières années (2) ; et l'incision proposée est celle de la colotomie lombaire, par laquelle on peut arriver, sans blesser le péritoine, jusqu'à l'appendice. (Procédé d'Amussat).

Quant à l'incision elle-même elle sera large (*) puisqu'elle doit, autant que possible, ouvrir les foyers isolés du début de la suppuration.

La nécessité d'ouvrir ces abcès de bonne heure (early, very early) et longtemps avant de rencontrer la fluctuation, soutenue par de nombreux écrivains (Bull, Gouley, Sands, Kraussold, etc.) a amené une certaine exagération. Quelques-uns ont été jusqu'à vouloir faire de l'intervention chirurgicale une nécessité dans tous les cas

(1) Barthélemy. *Annales de Chirurgie*, t. II, p. 288.

(2) Herring-Burchard. *New-York Med. Record*, 1881.

(*) L'incision de Mohamed peut ne pas être assez grande, surtout dans les formes péritonéales, où on a à faire la toilette du péritoine. Aussi Weir (*Soc. Chir. New-York*, 1886), l'a-t-il complétée par une autre incision médiane (de la symphise du pubis à 3 centimètres de l'ombilic).

sans exception, affirmant que « s'il est évidemment regrettable d'opérer trop tôt quand le pus n'est pas encore formé ou que même l'inflammation tend à la résolution, il est plus fâcheux encore de différer l'incision et de soumettre le patient aux risques d'un cheminement dangereux du pus. » Aussi a-t-on, dans cette pensée, cherché à fixer une sorte de « *temps opportun* » pour l'intervention. Ainsi Gouley fixe au 7ᵉ ou 8ᵉ jour l'époque favorable pour l'incision. Weber va jusqu'au 9ᵉ ou au 10ᵉ, et Sands, plus temporisateur que tous, pousse jusqu'au 12ᵉ ou au 18ᵉ jour.

Les divergences, on le voit, sont appréciables. On en doit conclure que ce *temps opportun* (1), tant cherché pour simplifier les choses, est loin d'être déterminé et il sera plus sage de se laisser guider par la marche des symptômes.

Mais comme la pérityphlite peut être *diffuse* ou *circonscrite*, que les deux formes commencent de la même façon, mais que la conduite à tenir est essentiellement différente suivant les cas, à raison des désordres qui peuvent se produire dans la forme diffuse et qui seraient irrémédiables avec le retard, il importe de distinguer entre les deux dans les premières quarante-huit heures. La présence de quelques-uns des signes locaux ou généraux d'une péritonite générale justifie le diagnostic d'une généralisation de l'inflammation et réclame la laparotomie et la réparation des lésions existantes.

L'absence de ces signes ou de leur localisation exacte permet un délai de longueur variable. Après huit jours

(1) *Boston Med.*, 1886.

d'attente l'abcès peut être ouvert par une incision qui doit atteindre le pus, que celui-ci soit intra ou extra-péritonéal.

Enfin, dans le cas douteux, le danger est moindre que le risque que l'on fait courir au sujet en laissant la maladie suivre son cours.

Quelques-uns vont encore plus loin, ils n'attendent pas la formation du pus « le salut réside tout entier (Bull) dans l'intervention hardie et *immédiate.* »

C'est dans le cas de *perforation de l'appendice* surtout que cette hâte est préconisée. Il est à craindre alors que les adhérences péritonéales qui se sont établies pendant le travail d'ulcération soient trop faibles et se rompent, c'est alors la péritonite inévitable.

Or, continue-t-on, si opérer avant la formation du pus fait encourir au patient les dangers d'une opération de quelque gravité pour une maladie qui peut quelquefois guérir sans cela, ceci n'est rien en comparaison des dangers qui le menacent. Je sais, a dit le Dr Jacobson, chirurgien de Guy's hospital, que l'intervention a été parfois fatale, mais je sais d'autre part qu'aucun cas de perforation de l'appendice ne s'est terminé autrement que par la mort. Lewis (1) rapporte 47 cas à issue fatale. Bartholomow dit qu'il n'y a pas de cas authentique de guérison. Sur 27 cas de Herring-Burchard (2), il y a 27 morts.

Depuis quelques années cependant quelques exemples de guérison ont été cités (Pepper, Weinlechner (3), Sands).

(1) *New-York Med. Record*, 1876.
(2) *Loc. cit.*
(3) Veinlechner.

Mais la mortalité est toujours très élevée. Fitz la fixe à 56 % pendant la première semaine, et sur 31 cas (H. Burchard) elle survint 20 fois dans les 48 heures.

Il y a donc urgence à intervenir dans les cas de ce genre, et Bull rapprochant encore le moment de l'opération, voudrait qu'elle se fît vers le troisième jour ; lui-même est intervenu au bout de 48 et même de 36 heures (1).

A part ces cas, en somme assez rares, de perforation à marche foudroyante et en s'en tenant à la seule pérityphlite, l'opération se justifie donc par la gravité de la maladie abandonnée à elle-même et par la rapidité avec laquelle elle évolue. Une autre considération en faveur de l'intervention est tirée de la grande fréquence des corps étrangers comme cause d'inflammation de l'appendice et par suite de pérityphlite ; si donc il y a perforation de cet organe la présence des corps étrangers déterminera fatalement la suppuration et dans ce cas il y a tout avantage à opérer de bonne heure.

Malheureusement la vraie difficulté réside dans le diagnostic. On n'est jamais sûr dès le début que l'appendice soit le point de départ et qu'il soit le siège d'une perforation : il y a bien la soudaineté, la localisation un peu plus spéciale, le caractère des douleurs, mais tout ceci se retrouve aussi bien dans les pérityphlites d'origine différente.

Concluons donc, comme la plupart des écrivains qui ont traité de la question, qu'elle n'est pas mûre et qu'il est encore besoin d'autres éléments de jugement.

Une fois l'incision faite et le pus évacué, Kraussoid (2)

(1) *Semaine Médicale*, 1888.
(2) *Sammlung Klinische Vorträge, de Volkmann*, n° 191.

est d'avis de faire la ligature de l'appendice, ou mieux, son ablation et la ligature de l'intestin, suivant la méthode de Gassenbauer. Une précaution qu'il faut toujours prendre et sur laquelle insiste Sands, c'est de pratiquer avec le doigt l'exploration de la cavité. Souvent en effet les calculs issus de l'intestin sont fixés pour une cause quelconque et entretiennent la suppuration (1).

Dans la *forme péritonéale*, c'est au traitement de la péritonite qu'on devra avoir recours, l'indication du symptôme, on le comprend, doit toujours primer.

Quand la pérityphlite offre (cas peu fréquent) cette allure lente, chronique dont nous avons cité un exemple, le seul traitement à employer est la révulsion, les vésicatoires, la teinture d'iode ; mais les premiers surtout, qui, joints à une surveillance attentive du fonctionnement de l'intestin auront raison toujours.

Mais cette réserve faite sur ce point spécial, nous insisterons une dernière fois sur ce fait que la pérityphlite étant un phlegmon, un abcès, son traitement doit être en rapport avec sa nature. Or, à une affection chirurgicale on doit opposer un traitement chirurgical. Le rôle du médecin, pour ainsi dire nul autrefois, puisque ce n'était que de l'expectation plus ou moins déguisée, ce rôle, disons-nous, doit être tout autre aujourd'hui : le

(1) Israel (*Deutsche Med. Wochenschrifft* 1884) et Litten se contentent d'une petite incision sans nettoyage consécutif, estimant que l'organisme est assez fort pour, tout n'étant pas enlevé, venir à bout du pus restant. C'est là une pratique dangereuse dont on entrevoit très bien les inconvénients si on n'en saisit pas nettement les avantages.

raisonnement, l'expérience, tout en démontre la nécessité.

Une fois les premières tentatives faites d'avortement ou d'enrayement, la maladie déclarée, on doit en venir à une thérapeutique active, seule capable de donner un résultat satisfaisant : sans attendre la présence nettement perçue du pus, en tenant compte seulement des signes rationnels de sa formation (qui équivalent à une certitude) il faut inciser, ouvrir largement et craindre toujours de ne pas intervenir à temps.

M. Poncet est, comme nous l'avons dit, partisan de l'intervention chirurgicale hâtive. On doit, dit-il, vis-à-vis de ce phlegmon profond, se comporter comme vis-à-vis de tout phlegmon, c'est-à-dire inciser longuement, drainer, et cela d'autant plus rapidement qu'il s'agit d'accidents inflammatoires plus infectieux. L'état général du malade, les températures élevées, etc., fournissent des indications précieuses auxquelles on ne saurait se dérober, d'autant mieux que la plaie opératoire n'a par elle-même aucune gravité et que l'on ne saurait redouter de blesser le péritoine.

Dans les deux observations que nous a communiquées M. Poncet, l'état des malades était des plus graves et c'est, en quelque sorte, en désespoir de cause que l'on a songé à la possibilité d'une opération. Une large incision avec drainage a amené une détente presque immédiate, les deux opérés ont guéri ; il est permis de croire en pareil cas que les accidents seront combattus d'autant plus aisément que l'on interviendra à une époque plus rapprochée de leur début.

L'incision au-dessus de l'arcade crurale comme pour la

ligature de l'iliaque externe est pour M. Poncet le procédé de choix, la plupart du temps elle sera suffisante combinée avec le drainage, mais si le phlegmon est étendu, s'il remonte au loin, du côté du rein, il peut être nécessaire de faire une contre-ouverture en arrière du niveau de la région lombaire, un drainage en anse avec lavages et irrigations fréquents permettant une désinfection locale dans les meilleures conditions possibles.

Se trouve-t-on en présence d'accidents d'occlusion, alors que l'empâtement dans la fosse iliaque est peu prononcé, alors qu'il s'agit surtout d'une typhlite à infection rapide, M. Poncet pense que l'opération ne doit pas se borner à la seule incision du phlegmon. C'est au foyer putride lui-même, c'est au cœcum, qui est le point de départ des accidents, qu'il faut s'adresser. Deux cas peuvent alors se présenter : 1° La typhlite s'accompagne très nettement de pérityphlite, l'inflammation a surtout pour siège le tissu cellulaire péricœcal ; 2° on ne constate que le boudin cœcal sans empâtement diffus dans la fosse iliaque.

Dans le premier cas, on doit ouvrir le phlegmon par l'incision sus crurale, puis avec le doigt décoller avec la plus grande douceur le cœcum sur sa face postérieure, qui bombe et donne la sensation de collection liquide, l'inciser, la pointe du bistouri conduite sur le doigt, sur une longueur de un à deux centimètres. L'observation I de M. Poncet est à cet égard des plus instructives, il est certain que chez M. C... l'incision des tissus iliaques indurés eût été insuffisante pour amener l'amélioration rapidement constatée. L'affaissement du ventre ballonné, la disparition presque instantanée des accidents d'occlusion : nausées, vomissements, constipation opiniâtre, ont été la conséquence de la *débâcle cœcale*, survenue accidentellement pendant l'opération.

L'incision du cœcum sur la face postérieure, avec drainage, permettant la déplétion facile de cet « égoût collecteur » peut, suivant M. Poncet, trouver ses indications. Elle serait nettement indiquée, si quelques jours passés après l'incision du phlegmon, l'état du malade s'aggravait et si l'on constatait la persistance d'une tumeur appartenant alors manifestement au cœcum. L'opération serait ainsi pratiquée en deux temps, assimilable à cet égard, à d'autres interventions qui restent subordonnées à la persistance et à la gravité des accidents dont une première opération était appelée à triompher.

M. Poncet s'est également demandé si, en présence d'une typhlite infectieuse, que les moyens habituellement employés paraissent impuissants à conjurer, on ne devrait pas aborder directement la tumeur cœcale dans le point où elle fait manifestement saillie et où elle se trouve naturellement la plus abordable. L'opération serait la parallèle, comme manuel opératoire, à la création d'un anus artificiel sur le cœcum ; on sait qu'une telle opération ne présente aujourd'hui aucune gravité. M. Poncet a eu recours quatre fois à l'entérotomie cœcale pour des accidents d'occlusion, reconnaissant comme cause un rétrécissement de la portion sous-jacente du gros intestin ; il n'a pas observé la moindre complication immédiate ou éloignée. Si dans le cas de typhlite, en raison de l'inflammation et de la friabilité des tuniques intestinales, on redoutait, malgré de nombreux points de sutures, l'issue des liquides dans le péritoine, on pourrait, du reste, si l'évolution plus ou moins rapide des accidents le permettait, renvoyer à une date ultérieure, au lendemain, aux jours suivants, l'ouverture du cœcum avec le thermo-cautère. Jusqu'à présent M. Poncet n'a pas eu l'occasion de mettre à exécution ces deux opérations qui lui paraissent dans des cas qu'il est utile de bien déterminer, devoir prendre rang dans la thérapeutique chirurgicale de la typhlo-pérityphlite.

Ce double *modus faciendi* peut être discuté, mais si l'on songe que l'infection se fait souvent chez les malades qui nous occupent, surtout par la cavité cœcale, on comprend que les idées de notre maître sur l'ouverture de ce foyer éminemment putride et infectieux, soient acceptées *à priori* : il appartient à la clinique d'en démontrer le bien fondé.

La convalescence de la pérityphlite demande à être étroitement surveillée : la fréquence des récidives dues à la persistance de noyaux d'induration toujours prêts à rallumer l'inflammation, doit mettre en garde contre tout excès d'exercice ou de régime. On se souviendra des désordres anatomiques que laisse presque toujours après elle la pérityphlite et qui surtout influent sur la liberté des fonctions intestinales. On cherchera à combattre leurs effets par un régime alimentaire judicieusement choisi et par l'emploi méthodique des purgatifs.

A propos des rechutes, nous devons signaler un procédé proposé il y a quelques années par M. Lécorché (1) et qui consiste essentiellement dans le lavage du gros intestin

(1) Lécorché. *Progrès Médical*, 1881.

pour éviter la stase des matières. On trouvera dans la note publiée par lui le manuel opératoire, Il rapporte les cas favorables de deux malades qui « avaient depuis de longues années une ou deux attaques tous les ans et qui, en procédant à ce lavage deux ou trois fois par mois, n'ont plus eu de rechutes depuis deux ans. »

Mais quand les récidives, malgré les précautions prises, se répètent à courts intervalles, on doit admettre la présence d'un corps étranger et procéder sans hésitation à sa recherche. Cette conduite, conseillée par Mohamed (Soc. Clin. de Londres 1884), suivie d'un plein succès par Simonds, Barlow et Godlee, Coates (1), etc., est absolument rationnelle.

(1) *Clinical Society of London*, 1886.

OBSERVATIONS

OBSERVATION I

Typhlite avec pérityphlite cœcale. — Incision au-dessus de l'arcade crurale. — Ouverture du cœcum. — Guérison.

Le 14 février 1887, M. Poncet fut appelé auprès de M. C... par MM. Bouveret et L. Meynet qui, en présence d'une pérityphlite des plus graves, s'étaient posé la question d'une intervention chirurgicale.

Il s'agissait d'un homme jeune, habituellement bien portant, qui dans l'été de 1886 avait été atteint d'une fièvre typhoïde très grave.

Le début des accidents du côté du gros intestin remontait à 32 jours ; pendant les premières semaines l'affection paraissait devoir se terminer par résolution, mais depuis une dizaine de jours la température dépassait le soir 39°, l'état général devenait de plus en plus mauvais, en même temps les phénomènes locaux s'accentuaient.

On constatait alors au-dessus de l'arcade crurale droite une tuméfaction diffuse qui remontait sous forme de boudin dans la fosse iliaque correspondante ; en aucun point on ne percevait de fluctuation. Par le toucher rectal, l'extrémité de l'index reconnaissait nettement une induration en fer à cheval, non fluctuante, douloureuse à la pression, se prolongeant à droite.

Le ballonnement du ventre avait notablement augmenté depuis quelques jours, en même temps que M. C... avait des envies fréquentes de vomir, et un état nauséeux persistant, les selles était rares et des plus fétides ; le malade se plaignait de besoins fréquents, de tenesme, de temps à autre, selles sanguinolentes.

En présence de ces divers symptômes qui laissaient prévoir une mort prochaine, l'opération fut décidée et pratiquée le jour même par M. Poncet.

Le malade étant anesthésié avec l'éther, M. Poncet fit à un centimètre au-dessus de l'arcade cœcale, une incision de 6 à 8 centimètres, partant de l'épine iliaque antérieure et se dirigeant parallèlement à l'arcade.

Le petit oblique incisé, le *fascia transversalis* fut trouvé épaissi, recouvrant une masse indurée, rénitente.

Cette aponévrose incisée sur la sonde cannelée, M. Poncet glissa alors l'extrémité de l'index au fond de la plaie, le dirigeant du côté de la fosse iliaque. A ce moment, des gaz et des liquides extrêmement fétides s'échappèrent au dehors, le cœcum s'était déchiré sur un point de la paroi postérieure, et la plaie donnait passage aux matières qu'il contenait. M. Poncet s'assura de cette perforation, de la dimension d'une pièce de 20 centimes, en introduisant avec beaucoup de ménagement l'extrémité du petit doigt dans l'ouverture cœcale.

Il crut devoir borner là son intervention et assurer le libre écoulement des liquides et des matières putrides par la présence d'un drain pénétrant de 3 à 4 centimètre dans le cœcum et fixé aux bords de la plaie par un point de suture.

Des matières stercorales et purulentes s'écoulèrent en abondance, l'on fit dans le cœcum une injection d'eau boriquée à 20/1000 la plaie fut saupoudrée d'iodoforme et laissée sans pansement afin de parer à toute rétention.

Quelques heures après l'opération la température était de 39°7, le ballonnement avait très notablement diminué, il n'y avait pas eu de vomissements et l'état nauséeux était beaucoup moindre, le tenesme avait également disparu.

15. *Février.* — Ventre aplati. Gaz et matières passant constamment par la plaie, nausées diminuées, état général sensiblement le même. T. R. le soir 39°.

16 *Février.* — T. R. le soir 39°. Deux selles peu abondantes par l'anus. La plaie est lavée et désinfectée deux fois par jour.

18 *Février*. — Etat général sensiblement le même. T. R. le soir 39°. Une selle par l'anus, mais peu de gaz, l'écoulement liquide et l'émission des gaz par la plaie est un peu moins abondante. Plus de nausées ni de vomissements.

21 *Février*. — Amélioration réelle. T. R. 38°5. Le malade commence à s'alimenter, selles par l'anus. Le toucher rectal indique la persistance de la tumeur en fer à cheval, elle est indurée et paraît avoir un peu diminué de volume.

25 *Février*. — La température rect. oscille entre 38° et 39°. facies bon, alimentation liquide facile, l'écoulement se fait bien par la plaie, selles par l'anus.

M. Poncet enlève le drain, la plaie extérieure est recouverte de bourgeons rosés. Disparition progressive de la tuméfaction locale.

A la date du 11 mars, les selles étaient devenues à peu près régulières, l'état général s'améliorait, en même temps que la température dépassait peu 38°.

Dans les premiers jours de mai la fistule cœcale fut complètement cicatrisée.

M. Poncet examina le malade pour la dernière fois le 7 juin, trois mois et demi environ après l'opération, l'état général de M. C... était excellent, on ne trouvait plus rien au-dessus de l'arcade cœcale, le malade partait pour la campagne.

Depuis lors le malade qui a été revu à diveres reprises, jouit d'une parfaite santé, il n'avait aucun trouble digestif, en dehors de quelques borborygmes.

OBSERVATION II

Pérityphlite cœcale. — Etat général des plus graves. — Opérations. — Guérison.

Il s'agit d'un enfant de onze ans, auprès de qui M. Poncet fut appelé par ses collègues, les docteurs Bouveret et Casset. La situation était très inquiétante ; l'enfant paraissait voué à une mort certaine.

Le début des accidents remontait à une vingtaine de jours ; ils étaient survenus après un repas copieux dans lequel entraient, comme substance indigeste et pouvant se comporter aussi comme corps étrangers, des haricots.

Les phénomènes locaux n'avaient jamais été très prononcés ; la fosse iliaque droite, très douloureuse à la pression, était le siège d'un empâtement profond, sans aucune fluctuation. La température rectale oscillait entre 39° et 40°.

Lorsque M. Poncet examina le malade, on sentait au-dessus de l'arcade crurale droite une induration profonde, mais sans trace de fluctuation.

L'opération fut pratiquée le soir même ; elle consista dans une incision parallèle à l'arcade crurale (incision pour la ligature de l'iliaque externe).

Le bistouri traversa une couche de tissus épaissis, indurés avant que le doigt put arriver dans la fosse iliaque.

Quelques gouttes d'un liquide séreux, un peu louche, s'écoulèrent alors par la plaie, M. Poncet plaça un gros drain qu'il laissa à demeure et par lequel on fit matin et soir des lavages antiseptiques.

Dès les premiers jours qui suivirent l'intervention chirurgicale, l'état du petit malade s'améliora. Quelques semaines après, il était complètement guéri.

Cet enfant a été revu plusieurs mois après jouissant d'une très bonne santé.

OBSERVATION III

Pérityphlite traitée par l'incision précoce suivant la méthode de M. Parker. — Guérison.

Cette observation offre le type de ces opérations (Voir p. 127); on en trouve un grand nombre dans les recueils américains ou anglais calquées pour ainsi dire sur celle que nous reproduisons. (*New-York Med. Record.*, Dr Ch. Kelsey.)

Enfant de 11 ans. Le 5 juillet 1874 ressent des douleurs dans l'abdomen. A eu précédemment une diarrhée, avec alternatives de constipation pendant 2 semaines, avec anorexie, etc.

Le 20, tumeur dans la fosse iliaque droite avec grande sensibilité à la pression. Avec du repos, légère amélioration, puis recrudescence à la suite d'une séance d'équitation. Constipation. Anorexie.

1er août, léger frisson. 3 fortes selles, avec sang et mucosités dans les deux dernières. Amaigrissement notable.

4 août. T. 101 Fahr. Tumeur telle qu'elle est visible à l'œil, douleur extrême ; on ne peut examiner.

L'opération est décidée.

5 août. — La douleur est très vive au niveau de la tumeur. Il n'y a pas de fluctuation ; la cuisse est fléchie. T. 100°. Opération. Incision de 4 pouces parallèle au ligament de Poupart et à 1 pouce au-dessus. Incision couche par couche de la paroi. En arrivant à l'oblique interne, la séparation des tissus rendus adhérents par l'inflammation devient impossible. Cependant, on peut disséquer jusqu'au *fascia transversalis* qui est mis à nu. On fait une ponction : du sang, pas de pus. 3 autres ponctions en divers points, deux fois dans la ligne d'incision, une fois en dehors, mais chaque fois on a la sensation d'une masse solide et il n'y a qu'un peu de sang. On ne pousse pas plus loin l'opération. Le *fascia transversalis* est laissé intact.

Pansement plat. — 6 août, temp. 99°. Amélioration.

10 août. Ouverture de l'abcès à travers la plaie ; plusieurs onces de pus fétide.

10 septembre. Guérison complète.

Kelsey croit à corps étranger de l'appendice, mais ne peut affirmer.

Observation de pérityphlite prise pour une coxalgie (chez un enfant). L'auteur cite 6 observations de méprises, soit identiques soit analogues. (Pérityphlite prise pour une hernie, une luxation, etc.)

Nous publions la plus intéressante :

OBSERVATION IV

V. P. Gibney (*Americ. Journ. of the Med. Science*, 1881).

Garçon de 6 ans 1/2 est apporté, 27 octobre 1879. Souffre

tellement qu'on peut à peine lui enlever ses vêtements pour l'examiner. Bonne santé antérieure, sauf une atteinte de *malaria*, il y a 2 ans. Il raconte qu'il a fait une chute que personne n'a vue et à laquelle ses parents rapportent la claudication actuelle. Le premier symptôme fut une douleur à la hanche droite, durant la nuit qui suivit sa chute ; le jour suivant il lui fut difficile de marcher, et 4 ou 5 jours après il fut vu par un médecin. Ce chirurgien, *et un des plus en renom*, déclara que c'était une affection de la hanche, et le soumit à des tractions au moyen de poids pendant 26 jours, jusqu'au jour qui a précédé son arrivée à l'hôpital. Pendant ce temps, le malade a beaucoup souffert du genou et de l'aine, réclamant des calmants une nuit sur deux. On ne peut rien savoir au sujet de la constipation. Température rectale 101° Farh. L'enfant est très maigre, sa langue est très chargée, il est incapable de se tenir debout sans aide ; il porte tout son poids sur sa jambe gauche ; la droite est demi-fléchie, le genou est tourné en dedans, aussi ne peut-il pas marcher du tout. Dans le décubitus dorsal il plie volontairement la cuisse sur le bassin, l'abduction et l'adduction sont possibles, mais pas d'extension au delà de 90°, et cela non sans douleur, si l'on tente l'extension l'enfant résiste et crie. La rotation est possible si elle est pratiquée avec précaution, la pression du trochanter de la ligne du col ne provoque pas de douleur ; pas plus que la concussion de la hanche. La paroi abdominale est légèrement rétractée, et il n'y a pas de sensibilité dans l'espace costo-iliaque gauche, mais à droite on rencontre une tuméfaction étendue en dedans d'un espace triangulaire limité en haut par une ligne partant de l'épine iliaque pour couper la ligne blanche au-dessous de l'ombilic latéralement par la ligne blanche, et en bas par le ligament de Poupart. Dans cette région sensibilité excessive, mais pas de fluctuation ni de tumeur apparente à l'œil.

On diagnostique facilement alors la pérityphlite : laxatif léger et fomentations chaudes, température 103°, pouls 148, respiration 30.

28 novembre. Laxatif sans effet. — Cathartique mercuriel.

29. Tuméfaction, s'étendant de plus en plus, s'élève jusqu'à l'espace costal. Les selles n'ont pu être obtenues, large vésicatoire qui reste 8 jours.

30. Première selle. Dans le lit, l'infirmier trouve un lombric de 6 pouces. Santonine.

31. Lavement purgatif, pas d'autres vers, cataplasmes.

10 novembre. La convalescence date du dernier bulletin : la la constipation, cependant, persiste un peu malgré les lavements.

11. Commence à marcher sans support, avec difficulté cependant. Stimulants.

16. Une petite induration persistant dans la fosse iliaque, un petit vésicatoire est de nouveau appliqué. Le 22 novembre guérison complète.

Un nouvel examen en janvier 1880 ne décèle rien de particulier.

M. J. Teissier n'est pas éloigné de penser que l'intoxication palustre est susceptible de produire, du côté de la portion ascendante du gros intestin et du tissu cellulaire qui l'avoisine, des phénomènes congestifs capables de donner lieu aux symptômes de la typhlite ou de la pérityphlite.

Voici ce résumé d'un fait dont il a été témoin il y a déjà longtemps et qui avait particulièrement attiré son attention.

OBSERVATION V

En 1882, M. X..., âgé de 20 ans, fils d'un confrère distingué du département du Rhône, était venu passer les vacances de Noël dans sa famille. Tout à coup, et sans phénomènes appréciables, ce jeune homme, pendant une nuit ou mieux sur le matin, est pris de douleurs violentes dans le flanc droit, de fièvre intense avec nausées, courbature générale, etc. ; le lendemain matin son père l'examinant, fut frappé surtout des caractères des phénomènes abdominaux : ballonnement du ventre, constipation absolue, douleur extrêmement vive au palper, mais surtout sensation d'empâtement avec sensibilité exquise le long du colon.

En présence de ces phénomènes il était incontestable que les accidents généraux de la typhlite avec ou sans pérityphlite pouvaient être redoutés.

Appelé à voir le malade deux jours après, je constatais les principaux faits relatés ci-dessus : douleur très vive avec tension dans le flanc droit, ballonnement du ventre, envies de vomir, état très saburral de la langue ; la température était à 40° ; l'insomnie avait été absolue ; mais le malade indiquait lui-même que ses souffrances comme la fièvre revenaient depuis trois jours à époque à peu près fixe et qu'elles atteignaient leur maximun dans la seconde partie de la nuit. Un examen approfondi laissait pourtant quelques doutes sur l'existence d'une typhlite primitive commune : la brusquerie du début, l'intensité de la fièvre, les rémissions présentées par cette dernière, le défaut de localisation très nette des phénomènes abdominaux, l'absence d'un empâtement bien limité en boudin le long du colon, la diffusion de la douleur qui paraissait plutôt superficielle que profonde, pouvaient faire penser à des troubles surtout névralgiques ; mais il s'agissait d'en déterminer l'origine. C'est alors qu'en interrogeant minutieusement ce jeune homme, nous apprîmes que quelques jours auparavant il s'était attardé le soir sur la plage de Palavas, région marécageuse au premier chef et où il accusait très nettement s'être refroidi. Du reste une augmentation de volume de la rate très notable, constatée séance tenante, vint très rapidement confirmer nos prévisions.

En conséquence le sulfate de quinine fut prescrit à doses assez élevées, soit par l'intestin, soit par l'estomac ; on eut recours à la morphine pour calmer les douleurs trop vives : la fièvre s'amenda très rapidement, les douleurs ensuite ; les fonctions digestives se rétablirent, et au bout de 15 jours il ne restait rien de cet ensemble symptômatique qui avait débuté avec tant de fracas.

Le fait suivant, observé à Aix-les-Bains pendant l'été 1886, semble bien pouvoir être rapproché de l'observation précédente et plaider en faveur de l'origine palustre de certaines poussées congestives localisées au colon ascendant et au tissu cellulaire ambiant.

OBSERVATION VI

M. X..., âgé de 17 ans, se trouvant en villégiature à Aix, est pris brusquement de phénomènes fébriles d'une grande intensité (température au-dessus de 40°), il éprouve en même temps des nausées, de la courbature, un grand affaissement des forces et une douleur intense au niveau de la partie ascendante du colon, douleur qui l'oblige à tenir toujours la jambe fléchie et à éviter dans son lit tout les mouvements, ceux-ci provoquant une recrudescence marquée des phénomènes douloureux. Ce jeune homme avait eu la fièvre typhoïde l'année précédente et avait conservé une certaine susceptibilité du tube digestif, du colon spécialement. C'est précisément l'existence de ces phénomènes antérieurs qui pouvait causer quelque inquiétude à sa famille, et nous fûmes priés par le Dr Vidal de voir l'enfant avec lui. Nous trouvâmes l'enfant dans l'état que nous venons de dire ; de plus les phénomènes d'empâtement étaient si manifestes même, que le professeur Verneuil, qui assistait à la consultation, jugea nécessaire d'appliquer en ce point un large vésicatoire ; mais il y avait en plus une augmentation notable du volume de la rate, et la fièvre n'avait pas une marche régulière, mais présentait des rémissions assez nettes. Le souvenir du cas que nous avons cité plus haut nous fit diriger notre interrogatoire dans le sens d'une intoxication palustre possible, et l'enfant nous apprit que 3 ou 4 jours auparavant il était allé se promener au bord du lac, dans le point où les infiltrations marécageuses sont le plus étendues.

L'indication de la quinine se posait très nettement : ses effets, du reste, furent rapides et si nets que le petit malade put, huit jours après, rentrer à Paris, ce qui n'aurait certainement pas eu lieu si on s'était trouvé en présence d'une véritable pérityphlite. Chose très intéressante aussi à signaler : pendant toute la durée du phénomène douloureux d'origine abdominale, on put constater l'existence permanente d'un dédoublement du second bruit.

OBSERVATION VII

Typhlite et pérityphlite infectieuse simulant un étranglement herniaire. — Kélotomie. — Mort le 6e jour.

M. U..., âgé de 48 ans, est un homme fort, vigoureux, avec tendance à l'adiposité. Il était en parfaite santé, lorsque dans la soirée du 19 février 1886, peu de temps après son repas, il fut pris de coliques, de nausées, de vomissements ; la nuit qui suivi fut mauvaise. le malade continua de souffrir, il ne dormit pas, pas de selle, pas de gaz.

Le lendemain matin, M. Bouveret, qui avait été appelé auprès du malade, après un examen très complet songea à une typhlo-pérityphlite. Il restait cependant quelques doutes dans son esprit, d'autant mieux que M. A... était porteur d'une hernie inguinale, du même côté, qui remontait à 4 ou 5 ans, hernie mal contenue par un bandage, sur laquelle le malade appela de suite son attention.

Sous l'influence d'un purgatif salin, d'un grand lavement, M. A... eut une selle assez abondante.

Le même soir, M. Poncet, appelé en consultation, vit le malade vers M. Bouveret. La palpation abdominale ne révéla aucune particularité : la pression dans l'hypochondre droit était douloureuse, les douleurs s'irradiaient le long du cordon. Etat nauséeux persistant, pas de selle, pas d'émission de gaz par l'anus.

L'exploration attentive du canal inguinal fit constater une petite tumeur résistante, située à la partie supérieure du canal.

Supposant que l'on pouvait se trouver en présence d'un pincement de l'intestin, l'ouverture du canal inguinal n'offrant d'autre part aucune gravité, M. Poncet, en face d'une certaine incertitude dans le diagnostic, n'hésita pas à proposer l'ouverture du canal inguinal.

L'opération fut pratiquée la même nuit, le sac était vide dans son trajet inguino-scrotal, l'orifice interne était également libre. La sensation de masse résistante avait été donnée par un gros lobule adipeux, situé entre la paroi du sac et le canal.

21 février. Le lendemain de l'opération, il parut y avoir une détente ; le malade se trouvait beaucoup mieux ; il avait essayé de manger. La douleur spontanée ou provoquée par la pression dans le flanc droit était également moindre.

Dans la soirée, M. U. eut deux vomissements alimentaires. Nausées presque constantes. Un lavement purgatif n'a produit aucun effet. Pas de selles, pas d'émission gazeuse. Ventre ballonné.

22 février. Deux selles liquides peu copieuses. Gaz en abondance ; ventre ballonné. Etat général mauvais T. R. 40°. Pouls, 13°.

M. Ollier voit le malade en consultation avec MM. Bouveret et Poncet. La plaie de la kélotomie évolue simplement.

Le soir, la température rectale s'élève à 40°5. Pouls 130.

23 février. Nuit assez calme. Une selle liquide très fétide. T. R. 39,8. Pouls, 124. Pas de ballonnement.

Tuméfaction appréciable dans la fosse iliaque. L'épaisseur de la paroi abdominale rend l'exploration difficile.

24 février. — Sous l'influence des purgatifs salins administrés de temps à autre, sous l'influence des lavements, selles éloignées, mais pas de débâcle. T. R. 40°. Pouls, 134. Un peu de gêne respiratoire. Râles disséminés aux deux bases. Pas de vomissement. Empâtement au-dessus de l'arcade crurale, tumeur mal délimitable.

25 février. L'état du malade continue de s'aggraver. Pouls intermittent 140. Température 40°. Respiration 45.

Râles trachéaux dans la nuit.

28 février. Mort à deux heures de l'après-midi.

Lyon. — Impr. J. GALLET, rue de la Poulaillerie 2.

www.ingramcontent.com/pod-product-compliance
Ingram Content Group UK Ltd.
Pitfield, Milton Keynes, MK11 3LW, UK
UKHW012040240726
13965UKWH00003B/924